U0263936

简明临床细菌与真菌鉴定图谱

主　编　马　翔　苏建荣
副主编　刘长德　孙立颖
主　审　许淑珍

Concise Identification Atlas of Clinical Bacteria and Fungi

SPM 南方出版传媒

广东科技出版社｜全国优秀出版社

·广　州·

图书在版编目（CIP）数据

简明临床细菌与真菌鉴定图谱 / 马翔，苏建荣主编. —广州：广东科技出版社，2020.12

ISBN 978-7-5359-7528-7

Ⅰ. ①简… Ⅱ. ①马…②苏… Ⅲ. ①病原细菌—图谱②人体病原真菌—图谱 Ⅳ. ①R378-64②R379-64

中国版本图书馆CIP数据核字（2020）第126340号

简明临床细菌与真菌鉴定图谱

Jianming Linchuang Xijun Yu Zhenjun Jianding Tupu

出 版 人：朱文清
责任编辑：李　旻
装帧设计：友间文化
责任校对：谭　曦
责任印制：彭海波
出版发行：广东科技出版社
　　　　　（广州市环市东路水荫路11号　邮政编码：510075）
销售热线：020-37592148 / 37607413
http：//www.gdstp.com.cn
E-mail：gdkjcbszhb@nfcb.com.cn
经　　销：广东新华发行集团股份有限公司
印　　刷：广州市东盛彩印有限公司
　　　　　（广州市增城区新塘镇太平洋十路二号　邮政编码：510700）
规　　格：787mm×1092mm　1/16　印张11.5　字数235千
版　　次：2020年12月第1版
　　　　　2020年12月第1次印刷
定　　价：128.00元

编委会名单

主　编　马　翔　苏建荣

副主编　刘长德　孙立颖

主　审　许淑珍

编　委（以姓氏汉语拼音为序）

刘长德　北京市回民医院检验科

刘淑梅　首都医科大学附属复兴医院检验科

马立艳　首都医科大学附属北京友谊医院临床检验中心

马　爽　广州市花都区妇幼保健院（胡忠医院）检验科

马尧遥　首都医科大学附属北京友谊医院临床检验中心

马　翔　广东省广州花都人爱医院检验科

苏建荣　首都医科大学附属北京友谊医院临床检验中心

孙立颖　北京大学第一医院检验科

许淑珍　首都医科大学附属北京友谊医院临床检验中心

闫东辉　首都医科大学附属北京友谊医院临床检验中心

杨　光　吉林省长春市儿童医院

张淑兰　首都医科大学附属北京友谊医院临床检验中心

张柳溪　北京市回民医院检验科

参编者（以姓氏汉语拼音为序）

崔二欣　北京爱普益医学检验中心实验室

何冬梅　广东省疾病预防控制中心

黄华泥　湖北省赤壁市人民医院检验科

林　铿　广州市花都区妇幼保健院（胡忠医院）检验科

刘艳霞　广州市花都区妇幼保健院（胡忠医院）检验科

欧阳碧微　广州市花都区妇幼保健院（胡忠医院）检验科

陶太贵　湖北省咸宁职业教育（集团）学校

王敬华　北京爱普益医学检验中心实验室

谢颜南　北京爱普益医学检验中心实验室

闫智涛　北京水利医院检验科

赵满仓　北京爱普益医学检验中心实验室

邹林峰　长沙医学院医学检验学院

主编简介

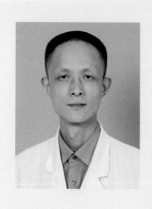

马 翔

　　现任广东省广州花都人爱医院检验科主任，曾任湖北省检验学会委员、湖北省分析微生物学会委员。主要从事临床微生物检验工作，30余年探索细菌的表型特征和新技术应用，鉴定了来自临床标本和室间质评菌株100余个种/型，在临床微生物的培养鉴定及药敏试验、培养基及试剂配制方面积累了丰富经验。发表文章40余篇，其中中华检验医学杂志9篇，在*CHEMICAL ABSTRACTS KEY TO THE WORLDS CHEMICAL LITERATURE THE AMERICAN CHEMICAL SOCIETY* 上摘录1篇，参编《临床检验诊断学图谱》。主持完成湖北省科技攻关项目及广州市花都区科研项目各一项。

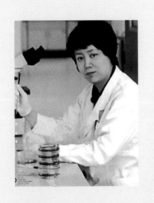

苏建荣

医学博士、主任医师（临床检验诊断学）、教授、博士研究生导师。2006年至今担任首都医科大学附属北京友谊医院临床检验中心主任，首都医科大学临床检验学系副主任。先后任职于中华医学会北京检验分会副主任委员、中国微生物学会临床微生物专业委员会副主任委员、中国医疗器械行业协会临床质谱创新发展分会副主任委员等30余个学术组织，是国家食品药品监督管理局、全国医学标准技术委员会、中华医学会医疗鉴定委员会、中国博士后科学基金、卫生部抗生素临床合理应用全国普及计划、国家科技奖励评委会等评审专家，是《中华检验医学杂志》《中华全科医师杂志》等10余种杂志的编委。主要研究方向是临床检验质量控制、感染诊断与抗菌药物合理应用等。先后获得国家"十一五"科技支撑计划分课题、国家自然科学基金、北京市自然科学基金等重点项目资助，获得北京市科技进步奖。主编、副主编著作10余部，获得国家发明专利，参与制定国家行业标准指南多项。曾获得"首都劳动奖章"，入选北京市卫生系统"十百千"优秀人才工程、首批北京市"215人才"工程，是国家卫生健康委员会临床重点专科（检验）建设项目学科带头人。

副主编简介

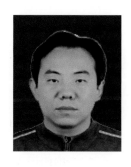

刘长德

　　副主任检验医师，北京市回民医院检验科主任，北京中医药学会检验医学专委会副主任委员，北京市西城区检验质量控制与改进中心副主任委员。主要研究临床病原微生物感染检测与控制以及实验室质量管理。发表论文30余篇，主持部级课题1项，参与国家课题3项，国家发明专利1项。

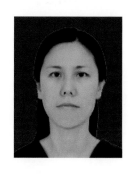

孙立颖

　　副主任医师，硕士生导师。北京大学第一医院检验科微生物专业组负责人，长期从事临床微生物检验的临床与教学工作，研究方向为临床微生物学检验技术、细菌耐药机制。曾在Palo Alto Medical Foundation 及 Mills-Peninsula Hospital学习医院医疗管理模式及医院实验室的运作。以第一作者或通讯作者身份发表论文十余篇，参与《医院感染管理学》《临床检验诊断学图谱》《临床微生物学手册（第11版）》等著作的编写。

主审简介

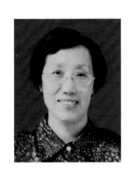

许淑珍

　　首都医科大学附属北京友谊医院临床检验中心主任医师、教授、硕士导师。曾任首都医科大学附属北京友谊医院临床检验中心主任、临床实验诊断学及医学系检验专业方向教研室主任、首都医科大学临床检验学系副主任。从事临床微生物学检验30余年，曾到美国District of Columbia General Hospital进修临床微生物检验。曾任《中华检验医学杂志》等杂志编委，北京市卫生技术系列高级专业技术资格评审委员会成员检验专业组组长，北京市科委成果奖评审委员会委员，第一届北京医学检验学会顾问，北京医学会医疗事故鉴定专家库成员，北京市大兴区医疗质量管理委员会委员，中国医学装备协会专家数据库专家，第二届卫生部全国临床检验标准委员会微生物专家委员会委员。主要在细菌、真菌、支原体等病原菌检验、耐药菌监测及耐药机制等方面的研究，在检验诊断方面积累了丰富的实践经验。在国内外医学专业杂志上发表论文数十篇。创办了首都医科大学医学系检验专业方向班，获首都医科大学教学成果奖、优秀教材奖、临床实验诊断学精品课程负责人奖。参与《实验诊断学》和《临床免疫学》等书的编写，担任《临床检验诊断学图谱》副主编。研究成果曾获北京市卫生局科技成果二等奖2项，中华医学科技成果三等奖1项。

序一
Preface

我与马翔老师相识于1988年夏天的北京友谊医院微生物室，他对临床微生物专业的热爱，钻研业务的执着精神，都给我留下了难忘的印象。马翔老师对各种细菌和真菌鉴定的生化反应，常用鉴别试验的试剂配制都有自己的心得。20世纪80年代或更早，都是微生物室老师们用自己配制的试管或微量生化管做微生物的生化鉴定，自动化微生物鉴定系统从1985年后才开始进入三甲医院的微生物室。

30余年来，随着科技进步的加快，进口的自动化、进口/国产的半自动化微生物鉴定系统几乎遍及所有国内二级以上医院微生物实验室。近几年来，MALDI-TOF MS基质辅助激光解吸电离飞行质谱仪在国内和国际同时上市，为扩展微生物室的鉴定能力提供了很好的技术平台，据不完全统计，目前全国已有近700家微生物室拥有药监部门注册的微生物鉴定质谱仪。由于微生物的多样性和复杂性，任何鉴定技术或系统均存在着局限性，包括基因测序方法都有不能鉴别的微生物。在报告结果时，对于鉴定率不高或不能区分的微生物，还是需要技术人员借助菌落形态、色素、菌体染色性质等，通过常规的具有特征性的表型检测方法、血清型分型等，加以鉴别区分，作出核实和判断，对临床报告正确的结果。因此，即使到今天，在质谱、测序技术逐步广泛应用的情况下，经典的微生物检验技术和方法也没有过时，仍然有其长期存在的价值。

在这种背景下，马翔老师把他30多年工作积累的经验进行总结，参考了多本工具书，主编了《简明临床细菌与真菌鉴定图谱》。本书总结了基本的染色技术、临床微生物的形态学基本特征、结构特点和鉴别特征，内容包括常见菌23个属、少见菌13个属、厌氧菌7个属、微需氧菌2个属的特征性生化反应、鉴定的流程图、细菌的特殊耐药性检测、部分鉴定试验的质量控制等，通过870余张清晰的菌落、涂片染色的菌体形态、生化反应的特征及定性结果照片的组合，配以简洁的文字说明，且附有临床意义。编写组老师们数易其稿，精益求精，力争把最好的效果呈现给读者。

本书在马翔老师和其他编者的共同努力下，即将出版问世。我衷心祝愿本书成为广大从事临床微生物检验工作的技术人员和即将从事本行业工作的检验系学生喜爱的参考书，成为大家的良师益友。

胡继红

国家卫生健康委 临床检验中心

2020年3月于北京

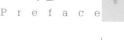

序二
Preface

　　作为科学研究和技术进步的载体，科技书籍与刊物对专业技术人员来说，是不可或缺的宝贵工具。在如今知识爆炸的年代，提笔奋书无疑对自己是一种巨大的挑战，但是，这又给置身于科学技术应用领域的读者或是作者本人带来无穷的乐趣。

　　《简明临床细菌与真菌鉴定图谱》是由从事临床微生物检验数十载的专业人士，本着对专业的爱好和职业的敬仰，将职业生涯中观察到的微生物特征及其鉴定要点，经过长期的日积月累和高度总结，并且结合国内外相关文献及进展，包括细菌的基本特征、细菌的鉴定、真菌的鉴定、细菌的特殊耐药性检测、鉴定试验、质量控制及临床意义，精心筛选，汇编成册。因此，这是一本与众不同的集经验与知识、经典与特殊的简明图谱。

　　临床微生物学检验伴随着科学技术的进步，在近二十年经历了从传统的手工操作到半自动化和全自动化的发展历程，而鉴定的特征从表型试验到分子生物学技术不过十多年的时间。自动化仪器的出现极大地提高了微生物检验人员的鉴定能力和工作效率。

　　目前，尚没有一种仪器能够鉴定所有的细菌，微生物检验的质量需要不同技术和方法的互补，包括血清学鉴定。同血液分析仪一样，细胞形态的人眼识别是仪器难以取代的。众所周知，微生物的培养特性、菌落形态、菌体特征还不能在自动化仪器上识别，而革兰染色可以在一定程度上区别细菌与真菌，图谱恰恰弥补了仪器缺陷，成为自动化仪器鉴定的补充。

全书以彩色图谱呈现，辅以适当的文字说明。图片实拍，真实、直观、新颖。该书具有简明扼要、直观易懂、便于记忆、易于查找的特点，或成为广大检验技术人员难得的参考资料。图谱中收录了包括需氧菌、兼性厌氧菌、厌氧菌、念珠菌、新型隐球菌和丝状真菌在内的50余菌属的近100种/型的"常见菌"和"少见菌"的鉴定，涵盖面广。作者将几十年工作的积累奉献给读者，特别是多位权威的微生物专家参与编写和主审，提高了图谱的质量水准。

该图谱实用性、指引性强，是医学检验专业的学生及年轻的检验人员不可多得的参考书。

邹伟民

广东省人民医院　广东省临床检验中心

2020年3月于广州

前言

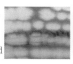

Foreword

　　微生物检验在感染性疾病的诊疗和预后过程中发挥重要的作用，在微生物检验的发展历程中，"传统方法"是不可或缺的一部分。1981年，作者工作的临床微生物室使用自制培养基，用于鉴定的克氏双糖铁、糖醇发酵管等根据教科书上的配方配制，细菌都用"手工"鉴定。后来国内多种商品化的培养基和生化微量管上市，包括非发酵菌在内的细菌得到明确鉴定。20世纪80年代中后期，国外的API鉴定条、VITEK AMS等自动化微生物分析仪的引进使微生物检验水平和质量得到进一步提高，分子生物学技术的应用使微生物的分类、鉴定更加准确。2000年后，质谱仪在微生物检验中的应用更是鉴定技术上的革命，检验操作从手工鉴定走上了自动化的快车道。

　　临床检验中心组织的微生物室间质量评价活动，使检验人员在少见菌、苛养菌以及一些仅在书本上介绍的菌种检验得到培训，检验人员的技能获得长足的进步。

　　现在，自动化程度不断提高，日常工作流程：标本接种—培养—染色—上机—打印报告；即使复杂的耐药机制，仪器也会自动提示，一切变得简单了。但是，微生物的基本特征在鉴定中的作用仍然重要，目前还没有一种仪器能够鉴定所有的微生物。

革兰染色可以初步区别细菌或真菌；在自动化仪器上，革兰阳性菌错用革兰阴性菌的鉴定卡，可能有鉴定结果，反之亦然；氧化酶和过氧化氢酶试验简单而有用；快速生长分枝杆菌用抗酸染色就能初步得出判断；墨汁染色可以简单地辨认新型隐球菌等。在条件有限的微生物室，传统方法的应用更显重要。

"少见菌"的鉴定是检验人员的痛点，虽然仪器能通过更多表型特征自动分析，但是其结果的可靠性需要再确认，比如：仪器难以区分木糖氧化无色杆菌与脱硝无色杆菌，补充木糖产酸试验可区别；藤黄微球菌根据菌体形态、菌落和亮丽黄色素容易识别；卷曲乳杆菌、抗酸杆菌和芽胞杆菌通过染色形态的观察得到初步鉴定；志贺菌属、沙门菌属、大肠埃希菌O157:H7等需要血清学确认；梅毒螺旋体、沙眼衣原体诊断首选免疫学方法。自动化仪器的应用极大地提高了微生物实验室的工作效率和鉴定能力，不同技术和方法的互补，提高了临床微生物检验质量。

图谱中收录的临床微生物学鉴定特征及图片，由于水平所限，难免存在不足和错误，恳请各位专家和读者批评指正。

书中涉及的产品因内容需要而提及，不作为推广。

致谢

郑曦　湖北省咸宁市中心医院检验科

涂斌　湖北省咸宁市第一人民医院检验科

马　翔

2020年5月于广州

内容简介
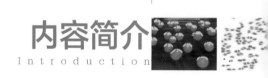
Introduction

临床细菌和真菌的鉴定，需要检验人员的丰富经验，现作者将几十年工作的积累奉献给读者。

本书共分5章。第一章为细菌与真菌的基本特征，第二章为细菌的鉴定，第三章为真菌的鉴定，第四章为细菌的特殊耐药性检测，第五章为部分鉴定试验及质量控制。书中细菌的名称、鉴定特征参考了《临床微生物学手册（第11版）》。

鉴定的微生物包括需氧菌、兼性厌氧菌、厌氧菌、念珠菌、新型隐球菌和丝状真菌在内的50余菌属、近100种/型"常见菌"和"少见菌"，多数细菌通过双歧索引提供的思路鉴定。单一细菌的鉴定既有各自的关键特征，也有相关菌株的鉴别，优选的试验组合，使菌株的鉴定简单、明确，并经过了临床微生物和室间质评菌株鉴定的应用和完善。

鉴别的要点包括细菌培养、菌落特征、染色形态、生化反应等。志贺菌属、沙门菌属、致泻性大肠埃希菌的血清学凝集试验以及金黄色葡萄球菌、链球菌、肺炎链球菌、肠球菌、大肠埃希菌O157和军团菌乳胶凝集试验，各种特征以图片呈现。

全书以图片为主，辅以适当的文字说明。除军团菌血液/血清IgM抗体检测试验图片外，其他图片均为作者拍摄，图片真实、直观、新颖。书中不常见菌的鉴定特征，能帮助读者识别，提高鉴定的水平。

　　本书可供医学检验专业的学生、年轻的检验人员参考使用。当用不同方法鉴定细菌的结果可疑时，可以参考书中提供的思路鉴定，达到正确鉴定细菌的目的。

内容简介
Introduction

目录
Contents

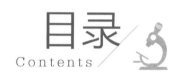

第一章　细菌与真菌的基本特征

第二章　细菌的鉴定

（一）革兰阳性球菌鉴定

（二）革兰阴性菌鉴定

1. 革兰阴性球菌鉴定

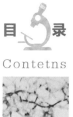

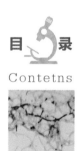

（三）革兰阳性杆菌鉴定

（四）厌氧菌鉴定

第三章　**真菌的鉴定**

第四章　**细菌的特殊耐药性检测**

第五章　部分鉴定试验及质量控制

一、部分鉴定试验

二、质量控制

第一章

细菌与真菌的基本特征

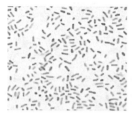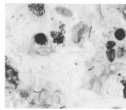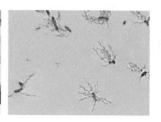

- 细菌与真菌的染色
- 细菌与真菌的基本特征和特殊结构

一　细菌与真菌的染色

细菌与真菌的常用染色和特殊染色

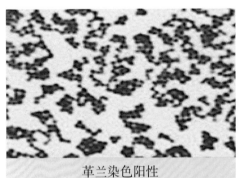

革兰染色阳性

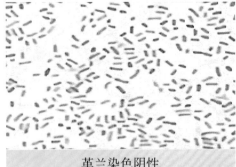

革兰染色阴性

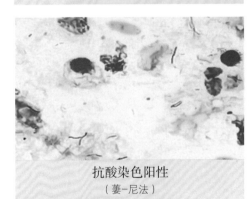

抗酸染色阳性
（萋-尼法）

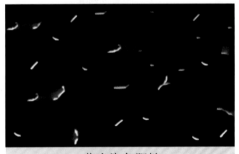

荧光染色阳性
（金胺O）

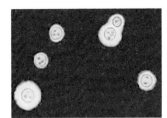

墨汁染色阳性
（新型隐球菌荚膜）

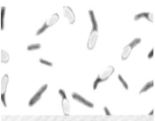

芽胞染色阳性
（石碳酸复红美蓝染色）

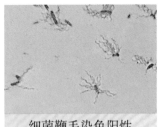

细菌鞭毛染色阳性
（改良Ryu法）

二 细菌与真菌的基本特征和特殊结构

菌落的基本特征

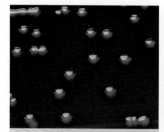

凸起、光滑型（S）-血平板

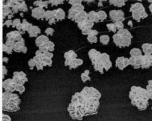

粗糙型（R）-血平板

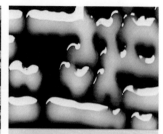

黏液型（M）-血平板

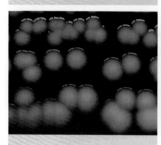

扁平-血平板

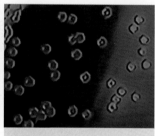

脐窝状-血平板

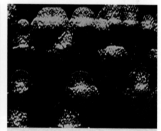

碎玻璃样-BCYE α 平板

菌落的内部结构

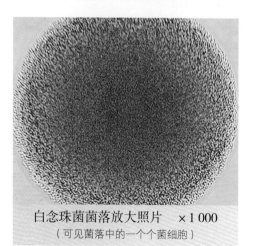

白念珠菌菌落放大照片　×1 000
（可见菌落中的一个个菌细胞）

○ **五种产色素细菌的菌落特征** ○

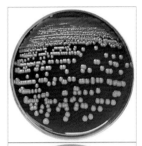

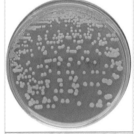

产吲哚金黄杆菌

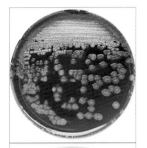

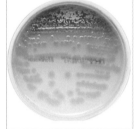

铜绿假单胞菌

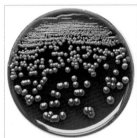

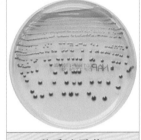

黏质沙雷菌

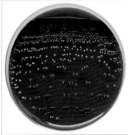

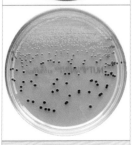

紫色色杆菌

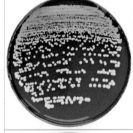

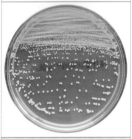

藤黄微球菌

注

1. 红色平板为哥伦比亚血平板。

2. 浅色平板中Mueller-Hinton平板仅接种铜绿假单胞菌，营养琼脂平板接种其他菌株。

3. 平板经35℃有氧孵育24~48h。

五种产色素细菌的色素特征

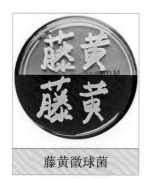

藤黄微球菌

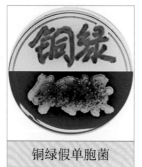

铜绿假单胞菌

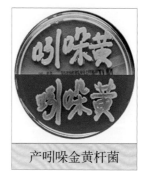

产吲哚金黄杆菌

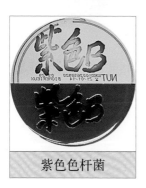

紫色色杆菌

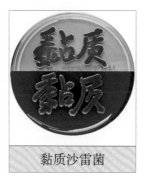

黏质沙雷菌

注

1. 红色平板为哥伦比亚血平板。

2. 浅色平板中Mueller-Hinton平板仅接种铜绿假单胞菌，营养琼脂平板接种其他菌株。

3. 平板上的菌名用棉签蘸取该菌的培养物手写，经35℃有氧孵育24～48h显示色素特征。

○━━ 芽胞杆菌菌落及菌体特征 ━━○

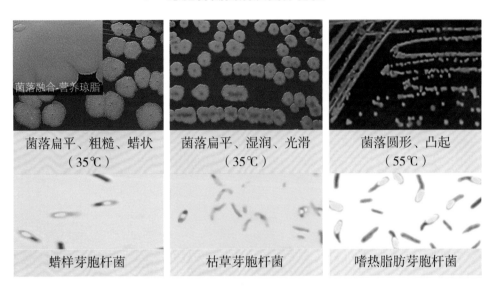

| 菌落扁平、粗糙、蜡状（35℃） | 菌落扁平、湿润、光滑（35℃） | 菌落圆形、凸起（55℃） |
| 蜡样芽胞杆菌 | 枯草芽胞杆菌 | 嗜热脂肪芽胞杆菌 |

注 单一菌落为血平板生长物；芽胞染色：石碳酸复红美蓝染色法。

临床意义 蜡样芽胞杆菌广泛存在，因污染淀粉类食品，引起食物中毒，出现恶心、呕吐、腹痛、腹泻，还引起伤口感染和菌血症。枯草芽胞杆菌可引起白血病或肿瘤患者的肺炎、菌血症、脓毒症、伤口感染，以及食源性疾病导致的呕吐、腹泻等。

○━━ 细菌的基本形态 ━━○

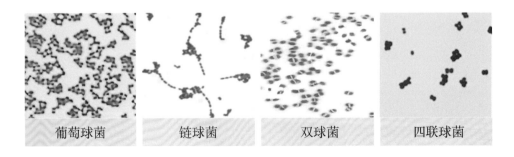

| 葡萄球菌 | 链球菌 | 双球菌 | 四联球菌 |

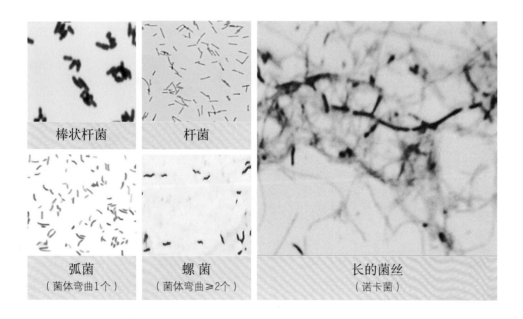

棒状杆菌

杆菌

弧菌
（菌体弯曲1个）

螺菌
（菌体弯曲≥2个）

长的菌丝
（诺卡菌）

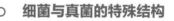

细菌与真菌的特殊结构

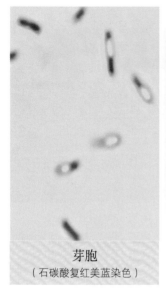

芽胞
（石碳酸复红美蓝染色）

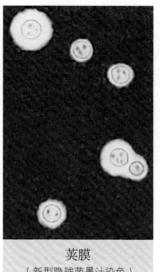

荚膜
（新型隐球菌墨汁染色）

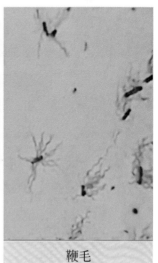

鞭毛
（改良Ryu染色）

革兰阳性球菌与念珠菌和新型隐球菌菌体形态区别

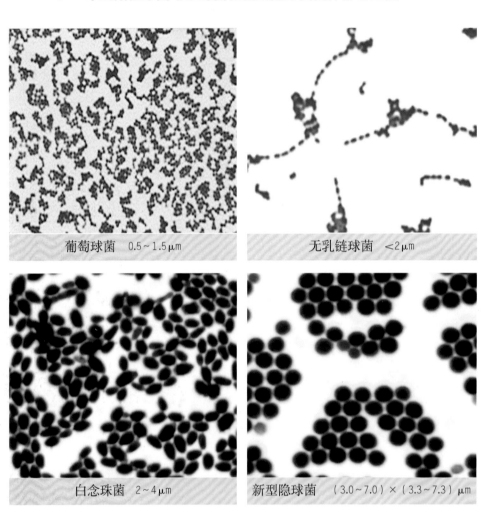

葡萄球菌　0.5～1.5μm

无乳链球菌　<2μm

白念珠菌　2～4μm

新型隐球菌　（3.0～7.0）×（3.3～7.3）μm

注 形态学观察可以简便区别两类不同的菌种　×1 000

细菌手工分离划线与全自动微生物接种仪接种菌落图

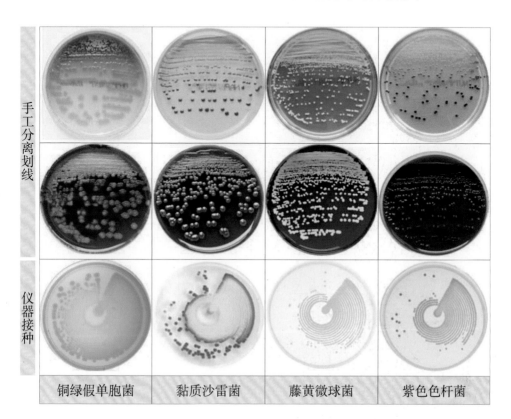

手工分离划线	仪器接种
铜绿假单胞菌	黏质沙雷菌	藤黄微球菌	紫色色杆菌

注

1. 红色的平板为哥伦比亚血平板。

2. 浅色平板中的Mueller-Hinton平板仅接种铜绿假单胞菌，营养琼脂平板接种其他菌株。

3. 全自动微生物接种仪型号：PREVI ISOLA. AS 180。

细菌分区划线菌落图

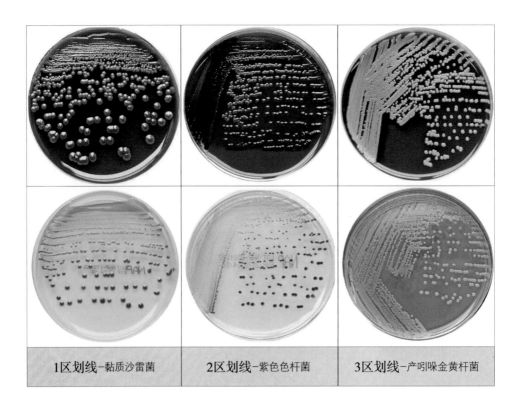

| 1区划线-黏质沙雷菌 | 2区划线-紫色色杆菌 | 3区划线-产吲哚金黄杆菌 |

注

1. 红色为哥伦比亚血平板。

2. 浅色为营养琼脂平板。

3. 平板35℃有氧孵育48h。

4. 接种细菌：产不同色素细菌。

第二章
细菌的鉴定

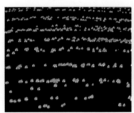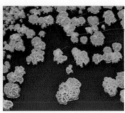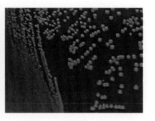

- 革兰染色及细菌鉴定

    革兰阳性球菌鉴定

    革兰阴性菌鉴定

      革兰阴性球菌鉴定

      革兰阴性杆菌鉴定

    革兰阳性杆菌鉴定

    厌氧菌鉴定

    弯曲菌属及螺杆菌属鉴定

- 抗酸染色及细菌鉴定

一 革兰染色及细菌鉴定

◦ **革兰染色双岐索引** ◦

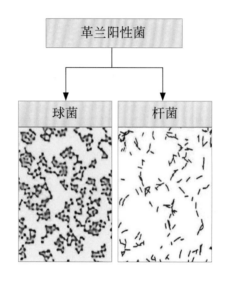

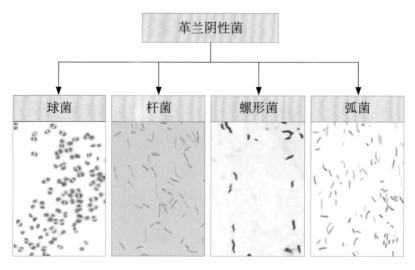

注 革兰染色适合绝大多数细菌（不着色的细菌极少），根据形态和染色特性，可以明确鉴定方向，这是细菌鉴定的第一步。

（一）革兰阳性球菌鉴定

葡萄球菌属、微球菌属、链球菌属、肠球菌属、气球菌属。

○ **革兰阳性球菌鉴定双歧索引** ○
（需氧及兼性厌氧菌）

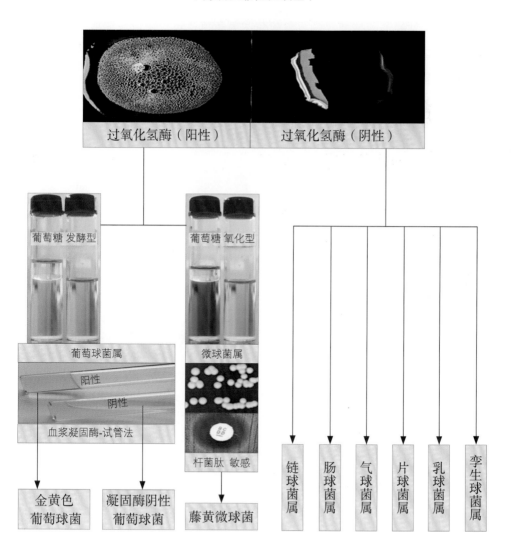

─────────────────○ **葡萄球菌属基本特征** ○─────────────────

　　葡萄球菌在血平板上35℃孵育18～24h，菌落圆形、凸起、光滑、边缘整齐，溶血性不定。为革兰阳性球菌，排列成簇或者葡萄状、无动力、无芽胞。发酵葡萄糖、过氧化氢酶阳性。根据血浆凝固酶试验可以快速、简便区别凝固酶阳性和阴性的葡萄球菌。金黄色葡萄球菌菌落黄色、灰色或灰白色、橙色，无色素菌株也常见。其他葡萄球菌可产生灰黄色、黄色、黄橙色色素。在临床标本中，溶血葡萄球菌是常见的菌株，可出现β溶血。

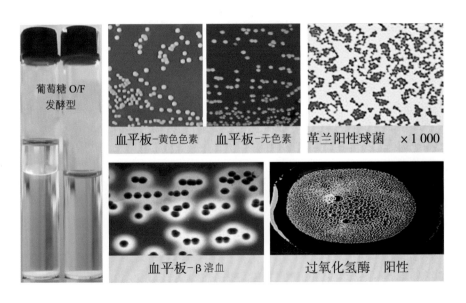

葡萄糖 O/F 发酵型　　血平板-黄色色素　　血平板-无色素　　革兰阳性球菌　×1 000

血平板-β溶血　　过氧化氢酶　阳性

○—— **金黄色葡萄球菌鉴定** ——○

血浆凝固酶试验常规用于金黄色葡萄球菌鉴定。玻片法检测凝集因子，试验简便、快速，但有10%假阴性，需做试管法凝固酶试验。应注意施氏葡萄球菌和里昂葡萄球菌可能凝集因子试验阳性。

脱氧核糖核酸酶（DNA酶）试验也应用于金黄色葡萄球菌鉴定。

金黄色葡萄球菌A蛋白（SPA）检测可以快速鉴定出菌种。OXOID的Staphytect Plus试剂盒具有更强的检测能力。

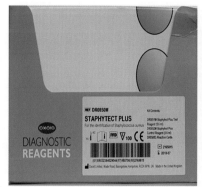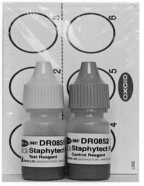

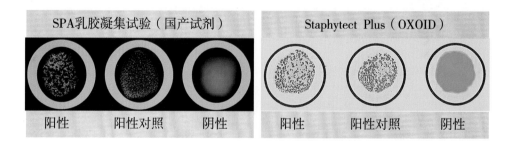

注 Staphytect Plus（OXOID）试剂通过纤维蛋白原和凝集因子、IgG的Fc段和蛋白A、特定的IgG和荚膜多糖之间的多因子乳胶凝集反应，鉴定金黄色葡萄球菌。此菌经ATB 32 Staph鉴定：%ID 99.7，T 0.64（非常好的鉴定）。

临床意义 金黄色葡萄球菌引起血液和各种组织的感染以及中毒性休克、食物中毒等毒素性疾病，危害严重，其中MRSA的多重耐药导致临床治疗困难。

◦ 腐生葡萄球菌腐生亚种鉴定 ◦

　　在血平板上生长良好，菌落白色或柠檬色，圆形、凸起、表面光滑、边缘整齐，为革兰阳性球菌，不规则排列；过氧化氢酶阳性，葡萄糖O/F：发酵型，血浆凝固酶阴性。凝固酶阴性的葡萄球菌通过鸟氨酸脱羧酶等几项试验相互鉴别。此菌经ATB 32 Staph鉴定：%ID 89.7，T 0.43（好的鉴定）。

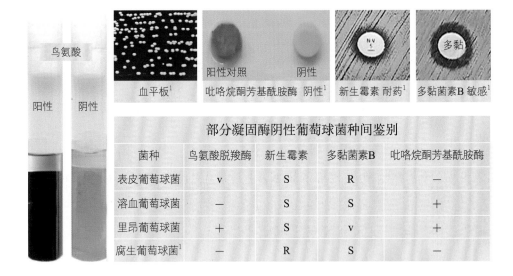

鸟氨酸　　阳性　阴性

血平板[1]　　吡咯烷酮芳基酰胺酶 阴性[1]　　阳性对照 阴性　　新生霉素 耐药　　多黏菌素B 敏感[1]

部分凝固酶阴性葡萄球菌种间鉴别

菌种	鸟氨酸脱羧酶	新生霉素	多黏菌素B	吡咯烷酮芳基酰胺酶
表皮葡萄球菌	v	S	R	－
溶血葡萄球菌	－	S	S	＋
里昂葡萄球菌	＋	S	v	＋
腐生葡萄球菌[1]	－	R	S	

注 ＋：≥90%菌株阳性；－：≥90%菌株阴性；v：反应不定；1：腐生葡萄球菌腐生亚种；S：敏感；R：耐药；新生霉素（NV 5μg/片）抑菌环≤16mm 为耐药；多黏菌素B（300U/片）抑菌环＜10mm 为耐药。

临床意义 腐生葡萄球菌腐生亚种是女性尿路感染的常见病原体。表皮葡萄球菌和溶血葡萄球菌、里昂葡萄球菌引起免疫缺陷或有内源、外源植入体的患者感染，很少引起正常组织的感染。

藤黄微球菌鉴定

　　微球菌属（*micrococcus*）细菌生长较慢，对营养要求不高，35℃孵育24h菌落细小，为革兰阳性球菌。菌体排列成簇，多数四联状，过氧化氢酶阳性，容易与葡萄球菌属混淆。关键的鉴别特征：不发酵葡萄糖，对杆菌肽敏感（BC 0.04U/片，抑菌环≥10mm）。藤黄微球菌有亮丽的黄色素，容易识别；里拉微球菌（*M. lylae*）菌落奶白色，不产生色素。

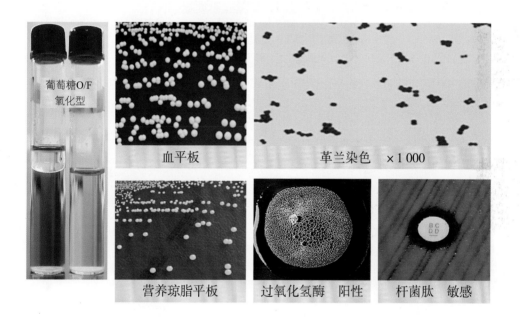

葡萄糖O/F 氧化型　血平板　革兰染色 ×1 000　营养琼脂平板　过氧化氢酶 阳性　杆菌肽 敏感

临床意义 藤黄微球菌可成为机会致病菌，引起免疫功能不全患者的感染。

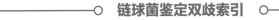

链球菌鉴定双歧索引

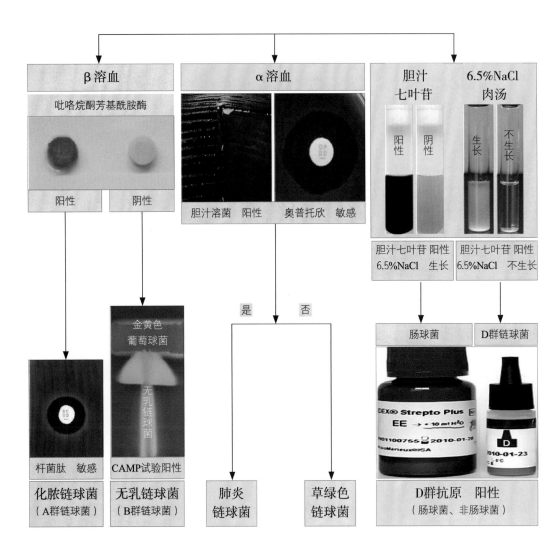

○—— 链球菌属特征 ——○

　　链球菌营养要求高，在含血液的培养基上生长良好，溶血性不定，菌落比葡萄球菌小。为革兰阳性球菌，菌体圆形或卵圆形，成对、散在或长短不一的链状排列，无动力，无芽胞。过氧化氢酶阴性是关键的特征，传统方法仍然用于临床细菌学鉴定，血清学鉴定未普及，使用API或自动化微生物鉴定仪可以鉴定。

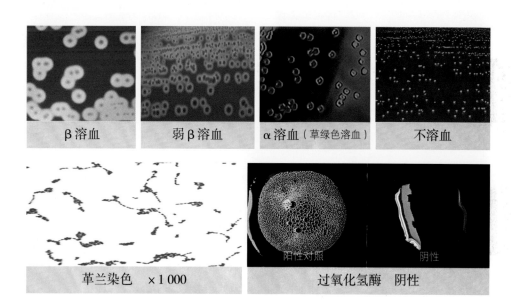

| β 溶血 | 弱 β 溶血 | α 溶血（草绿色溶血） | 不溶血 |

| 革兰染色　×1 000 | 过氧化氢酶　阴性 |

○—— 化脓链球菌（A 群链球菌）鉴定 ——○

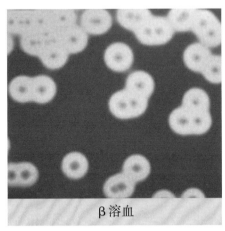 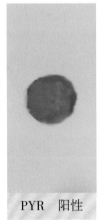 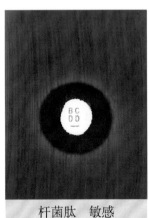

| β 溶血 | PYR　阳性 | 杆菌肽　敏感 |

注

1. 菌落 β 溶血，溶血环大。

2. 吡咯烷酮芳基酰胺酶（PYR）阳性。

3. 杆菌肽敏感。方法：将试验菌株密涂血平板，贴上杆菌肽（BC 0.04U/片）纸片，35℃有氧孵育过夜观察，化脓链球菌敏感（有抑菌环）。

4. 血清学凝集试验鉴定的准确性接近100%。

5. 此菌经ATB 32 Strep鉴定：%ID 99.9，T 0.91（极好的鉴定）。

临床意义 化脓链球菌（A群链球菌）引起化脓性感染、菌血症、脓毒症以及变态反应性疾病肾小球肾炎。

无乳链球菌（B 群链球菌）鉴定

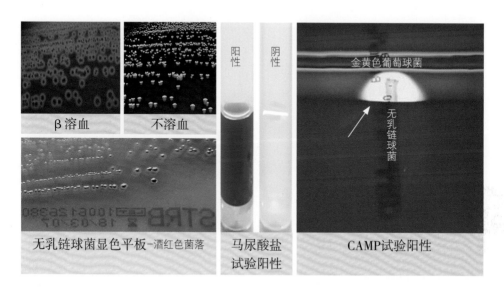

β 溶血　　　不溶血

阳性　阴性

金黄色葡萄球菌

无乳链球菌

无乳链球菌显色平板-酒红色菌落　　　马尿酸盐试验阳性　　　CAMP试验阳性

注

1. 菌落较湿润，在血平板上 β 溶血环窄小，或者不溶血。

2. 在无乳链球菌显色平板（法国生物梅里埃公司生产）上，35℃孵育24～48h为酒红色菌落。

3. 马尿酸盐试验阳性。

4. CAMP试验阳性（试验方法：在血平板上划线接种金黄色葡萄球菌，相隔3mm处垂直划线接种试验菌，35℃有氧孵育过夜观察）。

5. 血清学凝集试验鉴定的准确性接近100%。

6. 此菌经ATB 32 Strep鉴定：%ID 94.6，T 0.77（好的鉴定）。

临床意义 无乳链球菌（B群链球菌）引起孕妇产后或免疫抑制患者的各种感染，近年来特别重视孕期妇女生殖道定植的筛查和分娩前的抗生素预防，避免新生儿感染。

无乳链球菌与肠球菌菌落特征及鉴别试验

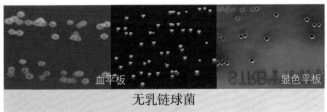

无乳链球菌

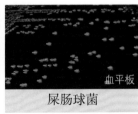

屎肠球菌

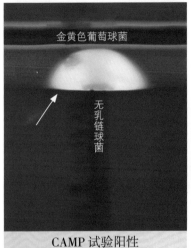

CAMP 试验阳性

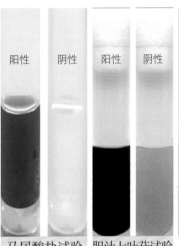

马尿酸盐试验　胆汁七叶苷试验　6.5％NaCl生长试验

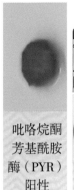

吡咯烷酮芳基酰胺酶（PYR）阳性

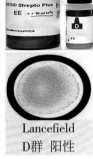

Lancefield D群 阳性

在血平板上无乳链球菌无 β 溶血的菌落与肠球菌可能混淆。无乳链球菌CAMP试验阳性，马尿酸盐试验阳性，在链球菌显色平板上为酒红色的菌落，用血清凝集方法鉴定的准确性接近100％。

肠球菌胆汁七叶苷试验阳性，在6.5％NaCl肉汤中生长，吡咯烷酮芳基酰胺酶（PYR）阳性，Lancefield D群抗原阳性（80％菌株）。

肺炎链球菌菌落与菌体特征及奥普托欣试验

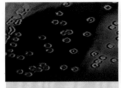 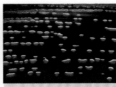 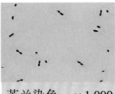 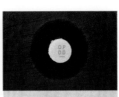

| "脐窝状"菌落 | 湿润菌落 | 革兰染色 ×1 000 | 奥普托欣试验 敏感 |

肺炎链球菌自溶形成"脐窝状"菌落，产生荚膜多糖的菌株菌落光滑、湿润；对奥普托欣敏感（OP 5 μg/片，OXOID公司生产。试验方法：菌液涂布血平板，5%CO_2环境35℃孵育过夜，抑菌环≥14mm）。

肺炎链球菌乳胶凝集试验

ImmuLex™ 肺炎链球菌乳胶试剂是一种即用型的乳胶快速诊断产品，用于纯培养物或者阳性的血培养液细菌悬液中的肺炎链球菌直接检测。

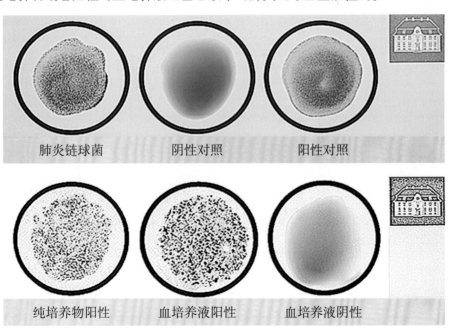

| 肺炎链球菌 | 阴性对照 | 阳性对照 |

| 纯培养物阳性 | 血培养液阳性 | 血培养液阴性 |

○—— **胆汁溶菌试验** ——○

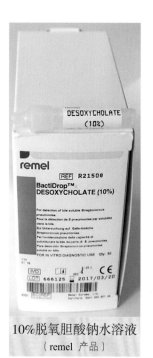

10%脱氧胆酸钠水溶液
（remel 产品）

试验方法：平板法和试管法。

平 板 法：用10%脱氧胆酸钠水溶液直接覆盖血平板上的新鲜菌落，室温或35℃孵育15～30min，菌落消失为阳性。

试 管 法：加1mL 10%脱氧胆酸钠水溶液于小的无菌试管中，于另一小试管中加 1mL 无菌生理盐水作为阴性对照管；每管配制轻微混浊的菌悬液室温或35℃孵育5～15min，与对照管比较，含有脱氧胆酸钠试管的菌悬液由浑浊变透明为阳性。

此菌经ATB 32 Strep鉴定：%ID 99.9，T 0.82（极好的鉴定）。

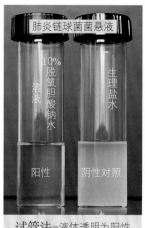

试管法－液体透明为阳性

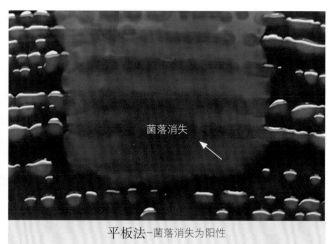

平板法－菌落消失为阳性

临床意义 肺炎链球菌在社区获得性肺炎病例的血液中检出率达30%，是儿童脑膜炎、中耳炎的病原菌，也是成人肺炎、脑膜炎的病原菌。

○—— 链球菌 Lancefield 分群鉴定 ——○

1）提取物的制备

吸取0.4mL提取酶到小试管中，取血平板上的2~3个菌落在提取酶中乳化，混匀后放37℃孵育10~15min。

2）分群实验

在卡片上写上标记，摇匀乳胶试剂，将每种乳胶试剂滴1滴到一次性卡片中相对应的孔内，再在每一个孔内的乳胶试剂旁边加1滴上述提取物，用一个搅棒将2滴液体混在一起，并铺满整个孔。轻轻转动卡片不超过2min，在正常光线下读取结果，无需借助放大镜。

3）判读和解释

阳性结果：2min内在一个反应孔出现清晰可见的乳胶凝集团块，忽略在其他孔内出现的微弱反应，这种凝集的出现标志单一的链球菌群可鉴定出来。

阴性结果：不出现凝集。

分群试验可以将链球菌鉴定为 Lancefield A群、B群、C群、D群、F群或G群。

○—— 部分链球菌 Lancefield 分群试验结果 ——○

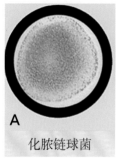 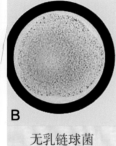 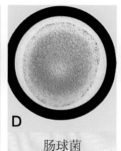 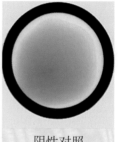

| A 化脓链球菌 | B 无乳链球菌 | D 肠球菌 | 阴性对照 |

链球菌 Lancefield 分群试验阳性对照

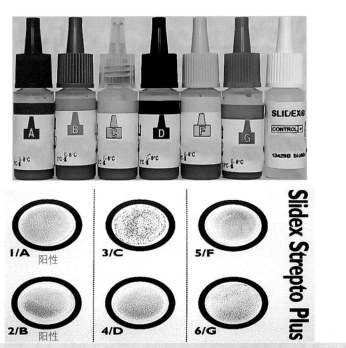

链球菌Lancefield分群试验，A群、B群、C群、D群、F群、G群阳性

链球菌 Lancefield 分群试验质量控制

菌种	A群	B群	C群	D群	F群	G群	阳性对照
化脓链球菌	+	−	−	−	−	−	+
无乳链球菌	−	+	−	−	−	−	+
粪肠球菌	−	−	−	+	−	−	+
鹑鸡肠球菌	−	−	−	+	−	−	+
铅黄肠球菌	−	−	−	+	−	−	+
屎肠球菌	−	−	−	+	−	−	+

　　法国生物梅理埃公司 SLIDEX Strepto Plus（REF 58811）试剂，对链球菌进行 Lancefield A群、B群、C群、D群、F群和G群分群。首先对链球菌血平板新鲜生长物用提取液处理，取菌悬液与试剂混合，凝集反应明显，快速得到结果，分群特异且操作简便。化脓链球菌为A群，无乳链球菌为B群，肠球菌为D群。

停乳链球菌停乳亚种鉴定

停乳链球菌停乳亚种在血平板上35℃孵育48h，菌落凸起、β溶血。为革兰阳性球菌，散在或短链状排列，过氧化氢酶阴性。杆菌肽耐药，CAMP试验阴性，为非A群、非B群β溶血链球菌。此菌经VITEK 2 compact和VITEK MS（质谱仪）鉴定。

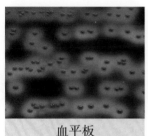

血平板

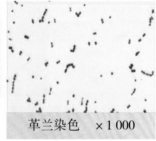

革兰染色　×1 000

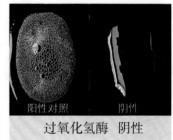

阳性对照　　阴性

过氧化氢酶　阴性

其他β溶血性链球菌鉴别				
菌种	Lancefield抗原群	菌落大小	VP	海藻糖
停乳链球菌停乳亚种	C群	大	－	＋
停乳链球菌似马亚种	A群，C群，G群，L群	大	－	＋
马链球菌马亚种	C群	大	－	＋
咽峡炎链球菌群	A群，C群，G群，F群，无抗原	小	＋	＋

注 ＋：阳性；－：阴性；VP：糖发酵生成3-羟基-2-丁酮；大菌落：直径＞0.5mm；小菌落：直径＜0.5mm（24h培养后）；咽峡炎链球菌群的菌种在羊血平板上可呈α溶血、β溶血或不溶血。

临床意义 停乳链球菌停乳亚种所致感染的类型与化脓链球菌类似。

○ 咽峡炎链球菌鉴定 ○

咽峡炎链球菌在血平板上35℃孵育24h，菌落细小、凸起、不溶血，为革兰阳性球菌，散在或短链状排列，过氧化氢酶阴性。咽峡炎链球菌可以出现α溶血（草绿色）或β溶血，需要与相关群鉴别。此菌经ATB Strep 鉴定 %ID 94.2，T 0.84（好的鉴定）。

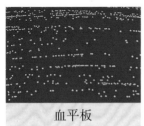

血平板

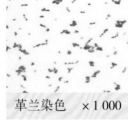

革兰染色 ×1 000

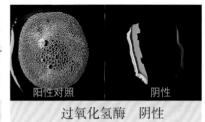

阳性对照　　　　阴性

过氧化氢酶　阴性

草绿色链球菌群的鉴别

链球菌群	精氨酸水解	七叶苷	甘露醇	山梨醇	尿素水解	VP
缓症链球菌群	v	v	—	v	—	—
咽峡炎链球菌群	+	+	—	—	—	+
变异链球菌群	—	+	+	+	—	+
唾液链球菌群	—	v	—	—	v	+
牛链球菌群	—	v	v	—	—	+

注 ＋：阳性；—：阴性；v：不定；表型特征可以将草绿色链球菌的主要种鉴定到群。

临床意义 咽峡炎链球菌群是口咽部、泌尿生殖道以及胃肠道微生物菌群，与脑部、口咽部或者腹腔的脓肿形成密切相关。缓症链球菌群是口腔、消化道、女性生殖道的定植菌，其临床意义需要谨慎分析。变异链球菌是龋齿的主要病原菌。

───○ **解没食子酸链球菌解没食子酸亚种鉴定** ○───

原名：牛链球菌生物型 I （*streptococcus bovis* I），在血平板上35℃有氧孵育24h，菌落细小、凸起、不溶血，为革兰阳性球菌，链状或散在排列。过氧化氢酶阴性，无动力，胆汁七叶苷阳性，6.5%NaCl肉汤中不生长，链球菌 Lancefield 分群为D群。此菌经 ATB 32 Strep 鉴定，%ID 99.9，T 0.97（极好的鉴定）。

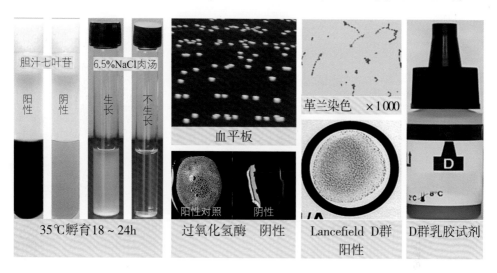

胆汁七叶苷 阳性／阴性　6.5%NaCl肉汤 生长／不生长　血平板　革兰染色 ×1000　35℃孵育18～24h　过氧化氢酶 阳性对照／阴性　阴性　Lancefield D群 阳性　D群乳胶试剂

临床意义 解没食子酸链球菌解没食子酸亚种与胃肠道疾病、慢性肝病有关。

───○ **肠球菌属细菌的鉴定特征** ○───

肠球菌菌落圆形、灰白色，溶血性不定。为革兰阳性球菌，菌体圆形或者卵圆形，单个、成对或链状排列。大多数菌株无动力，但是铅黄肠球菌和鹑鸡肠球菌有动力，铅黄肠球菌产生黄色色素。过氧化氢酶阴性，胆汁七叶苷阳性，6.5%NaCl肉汤生长，吡咯烷酮芳基酰胺酶（PYR）阳性。80%菌株D群抗原阳性。粪肠球菌和屎肠球菌临床多见，前者阿拉伯糖阴性，后者阳性。

乳球菌属、片球菌属、漫游球菌属的菌株在6.5%NaCl肉汤中生长，与肠球菌容易混淆，这些菌株已从临床标本中检出，需做进一步鉴定。

肠球菌属部分菌种的种间鉴别

菌种	精氨酸脱羧酶	动力	色素	阿拉伯糖
粪肠球菌	+	−	−	−
屎肠球菌	+	−	−	+
鹑鸡肠球菌	+	+	−	+
铅黄肠球菌	+	+	黄色	+

注 ＋：阳性；－：阴性。

○────── **肠球菌属部分细菌的鉴别试验** ──────○

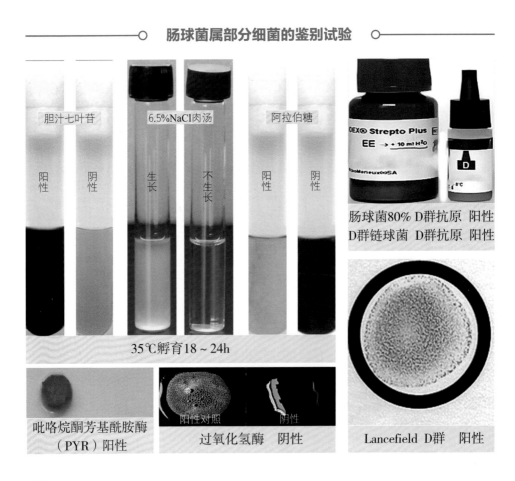

临床意义 肠球菌引起尿路感染、菌血症、腹部外伤后感染、胆道及盆腔等部位感染，耐万古霉素肠球菌（VRE）中屎肠球菌居多，多重耐药性导致治疗困难。

○ 铅黄肠球菌鉴定 ○

在血平板上35℃孵育24h，菌落大小约1mm，圆形、凸起、表面光滑，边缘整齐，α溶血，为革兰阳性球菌，过氧化氢酶阴性。肉汤中的链状排列典型，但动力难辨，在半固体中明显。孵育72h菌落的黄色色素典型。细菌在营养琼脂、MH琼脂、巧克力平板生长良好。铅黄肠球菌是革兰阳性球菌中极少数有动力的细菌之一，此菌经ATB Strep鉴定：%ID 99.8，T 0.82（非常好的鉴定）。

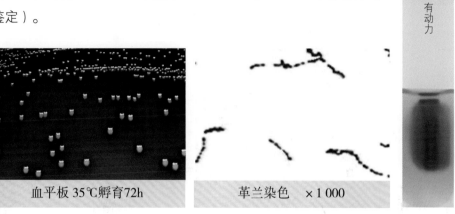

血平板35℃孵育72h　　　革兰染色　×1 000

半固体
TTC

有动力

注 TTC：氯化三苯基四氮唑，细菌生长指示剂。

临床意义 铅黄肠球菌引起尿路、腹腔、盆腔及胆道等部位感染，对万古霉素天然低水平耐药，是医院感染病原菌之一。

○── **鹑鸡肠球菌鉴定** ──○

在血平板上35℃孵育24h，菌落大小约1mm、圆形、凸起、表面光滑、边缘整齐，为革兰阳性球菌，过氧化氢酶阴性。肉汤中的链状排列典型，动力阳性（半固体观察），是革兰阳性球菌中极少数有动力的细菌之一。细菌在营养琼脂、MH 琼脂、巧克力平板生长良好。此菌经 ATB Strep 鉴定：%ID 99.2，T 0.8（非常好的鉴定）。

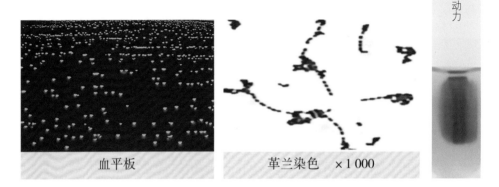

| 血平板 | 革兰染色 ×1 000 | 半固体 TTC 有动力 |

注 TTC：氯化三苯基四氮唑，细菌生长指示剂。

临床意义 鹑鸡肠球菌引起尿路、腹腔、盆腔及胆道等部位感染，对万古霉素天然低水平耐药，是医院感染病原菌之一。

○ **浅绿色气球菌鉴定** ○

　　在血平板上经35℃孵育48h菌落特征与链球菌相似，小于1mm、圆形、凸起、表面光滑、边缘整齐，α溶血，为革兰阳性球菌，四联状排列为特征，过氧化氢酶阴性，吡咯烷酮芳基酰胺酶(PYR)阳性，亮氨酸氨基肽酶（LAP）阴性。此菌经 ATB Strep 鉴定：%ID 99.9，T 0.49（很好的鉴定）。

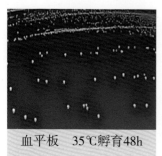

血平板　35℃孵育48h

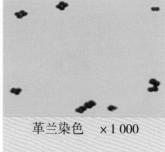

革兰染色　×1 000

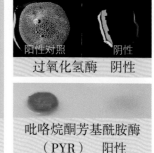

吡咯烷酮芳基酰胺酶（PYR）　阳性

气球菌属种间鉴别					
试验	浅绿色气球菌	栖血气球菌	人尿气球菌	尿气球菌	柯氏气球菌
吡咯烷酮芳基酰胺酶	+	+	－	－	－
亮氨酸氨基肽酶	－	+	－	+	+
β－葡萄糖醛缩酶	ND	+	+	+	

注 ＋：阳性；－：阴性；ND：无数据。

临床意义 浅绿色气球菌致病力低，有致心内膜炎、菌血症和椎间盘炎的病例报道。

（二）革兰阴性菌鉴定

○——— 革兰阴性菌鉴定双歧索引 ———○
（需氧或兼性厌氧菌）

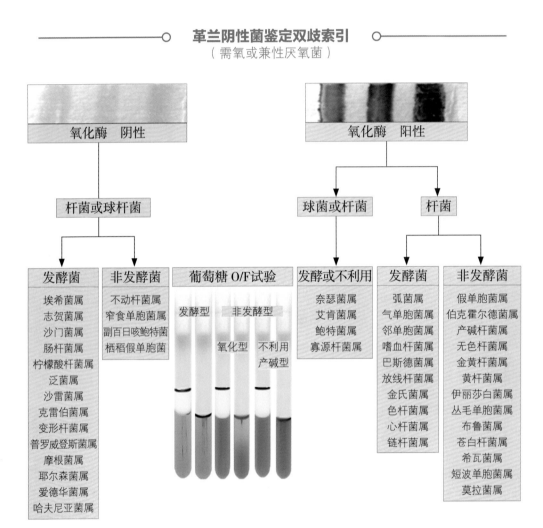

氧化酶 阴性

杆菌或球杆菌

发酵菌	非发酵菌
埃希菌属	不动杆菌属
志贺菌属	窄食单胞菌属
沙门菌属	副百日咳鲍特菌
肠杆菌属	栖稻假单胞菌
柠檬酸杆菌属	
泛菌属	
沙雷菌属	
克雷伯菌属	
变形杆菌属	
普罗威登斯菌属	
摩根菌属	
耶尔森菌属	
爱德华菌属	
哈夫尼亚菌属	

葡萄糖 O/F 试验

发酵型　非发酵型

氧化型　不利用产碱型

氧化酶 阳性

球菌或杆菌　　**杆菌**

发酵或不利用

奈瑟菌属
艾肯菌属
鲍特菌属
寡源杆菌属

发酵菌	非发酵菌
弧菌属	假单胞菌属
气单胞菌属	伯克霍尔德菌属
邻单胞菌属	产碱杆菌属
嗜血杆菌属	无色杆菌属
巴斯德菌属	金黄杆菌属
放线杆菌属	黄杆菌属
金氏菌属	伊丽莎白菌属
色杆菌属	丛毛单胞菌属
心杆菌属	布鲁菌属
链杆菌属	苍白杆菌属
	希瓦菌属
	短波单胞菌属
	莫拉菌属

注 肠杆菌科少见菌属以及军团菌属、弯曲菌属和螺杆菌属等未列入。

1. 革兰阴性球菌鉴定

奈瑟菌属、莫拉菌属。

────────○ **淋病奈瑟菌鉴定** ○────────

淋病奈瑟菌在血平板和T-M平板35℃（5%CO_2）孵育24～48h，菌落灰白色、圆形、凸起、光滑、湿润，为革兰阴性双球菌，氧化酶阳性，发酵葡萄糖（Glu），脯氨酸芳基酰胺酶（ProA）阳性或者阴性。此菌经API NH条鉴定：%ID 98.5，T 1.0（很好的鉴定）。

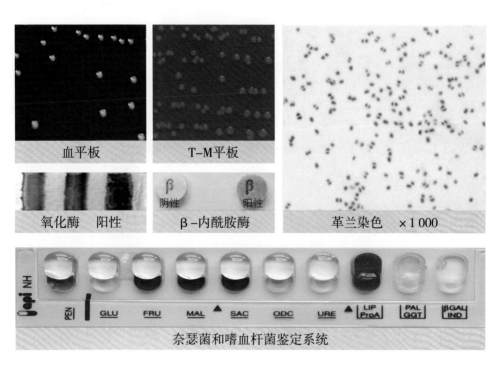

血平板　　　　　T-M平板

氧化酶　阳性　　β-内酰胺酶　　　革兰染色　×1000

奈瑟菌和嗜血杆菌鉴定系统

临床意义 淋病奈瑟菌引起淋病，临床表现为急性或慢性化脓性泌尿生殖道炎症、盆腔炎、新生儿眼结膜炎，也可引起直肠及咽部感染，菌血症少见。

○ 脑膜炎奈瑟菌鉴定 ○

　　在血平板和巧克力平板上35℃孵育（5% CO_2）24h，菌落细小，48h菌落圆形、凸起、表面光滑、边缘整齐、湿润。为革兰阴性双球菌，氧化酶阳性，发酵葡萄糖（GLU）、麦芽糖（MAL）和γ-谷氨酰转移酶（GGT）阳性。此菌经API NH条鉴定：%ID 99.5，T 1.0（极好的鉴定）。

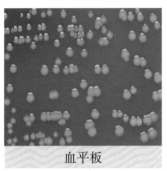
血平板

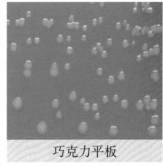
巧克力平板

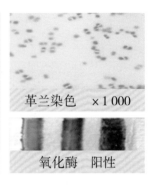
革兰染色　×1 000

氧化酶　阳性

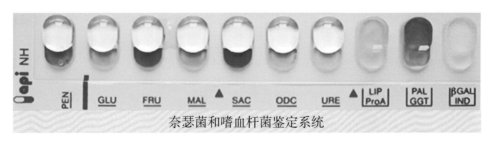
奈瑟菌和嗜血杆菌鉴定系统

临床意义　部分健康人群的鼻咽部可携带脑膜炎奈瑟菌，通过空气飞沫传播，引起流行性脑脊髓膜炎，儿童和青少年发病率高，可同时伴有菌血症，严重者出现中毒性休克甚至死亡。

○──── 卡他莫拉菌鉴定 ────○

　　在血平板上35℃孵育24h，菌落约1mm大小，圆形、凸起、表面光滑、边缘整齐，不溶血。菌落坚硬，可以推动，可以切块，延长孵育时间菌落明显增大。在营养琼脂平板上生长，为革兰阴性球菌，成对或散在排列，氧化酶阳性、过氧化氢酶阳性，不分解碳水化合物，脱氧核糖核酸酶（DNA酶）阳性（将试验菌接种在DNA琼脂平板上，35℃孵育48～72h，在培养物上覆盖1mol/L盐酸溶液，生长物周围出现透明区为阳性），丁酸酯酶阳性。此菌经API NH条鉴定：%ID 99.9，T 1.0（极好的鉴定）。

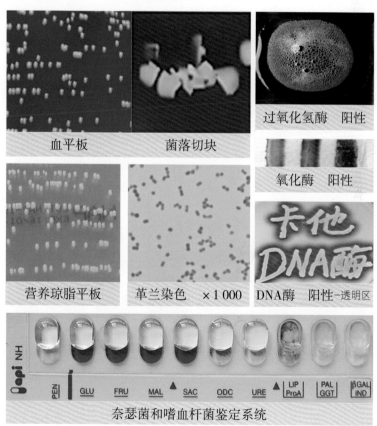

血平板	菌落切块

过氧化氢酶　阳性

营养琼脂平板　革兰染色　×1 000

氧化酶　阳性

DNA酶　阳性-透明区

奈瑟菌和嗜血杆菌鉴定系统

临床意义 卡他莫拉菌以前称为卡他布兰汉菌，是人体上呼吸道的正常菌群，为条件致病菌，可引起中耳炎、鼻窦炎、肺炎、菌血症、脑膜炎等，大多数菌株产β−内酰胺酶。

2. 革兰阴性杆菌鉴定

（1）肠杆菌科细菌的特征及鉴定

埃希菌属、沙雷菌属、志贺菌属、沙门菌属、变形杆菌属、普罗威登斯菌属、摩根菌属。

○ **肠杆菌科细菌的特征** ○

革兰阴性杆菌、球杆菌，发酵葡萄糖产酸或产酸产气，还原硝酸盐，氧化酶阴性（新的分类学将类志贺邻单胞菌归于此科，氧化酶阳性）。大多数细菌有动力（周鞭毛），志贺菌属及克雷伯菌属、肠侵袭性大肠埃希菌（EIEC）无动力，耶尔森菌属35℃无动力，在25℃有动力（鼠疫耶尔森菌除外）。志贺菌属、沙门菌属、耶尔森菌属多数种不发酵乳糖。

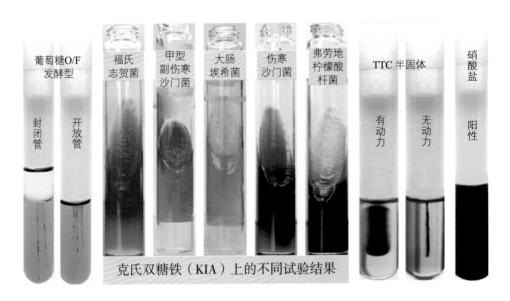

克氏双糖铁（KIA）上的不同试验结果

注 35℃孵育18～24h；TTC：氯化三苯基四氮唑。

埃希菌属鉴定

大肠埃希菌是埃希菌属中最常见的种，典型菌株特征明确，不活泼菌株无动力、迟缓发酵乳糖、克氏双糖铁反应及其菌落特征常常与志贺菌属混淆。但是赖氨酸脱羧酶、醋酸盐利用、黏液酸盐利用三项试验，志贺菌属全部阴性，大肠埃希菌不会全部阴性。

致泻性大肠埃希菌包括：肠致病性大肠埃希菌（EPEC）、肠侵袭性大肠埃希菌（EIEC）、肠毒素性大肠埃希菌（ETEC）、产志贺毒素大肠埃希菌［STEC，包括肠出血性大肠埃希菌（EHEC）］、肠聚集性大肠埃希菌（EAEC），除生化鉴定外，它们还有赖于血清学、毒素、毒力基因的检测。

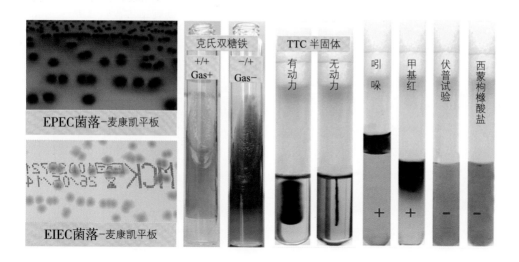

注 35℃孵育18～24h；＋：阳性；—：阴性；—／＋：乳糖阴性／葡萄糖阳性；＋／＋：乳糖阳性／葡萄糖阳性；Gas＋：产气；Gas—：不产气。

○—— 大肠埃希菌与产气肠杆菌的生化鉴别 ——○

大肠埃希菌与产气肠杆菌表型特征相似，但在卫生学上，前者作为水源被粪便污染的指标，明确鉴别二者十分重要。大肠埃希菌 I MViC++－－，产气肠杆菌 I MViC －－++。

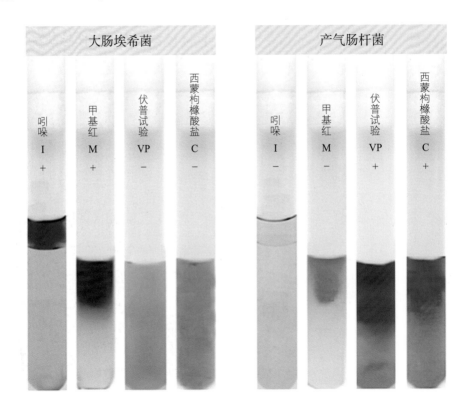

大肠埃希菌				产气肠杆菌			
吲哚 I +	甲基红 M +	伏普试验 VP －	西蒙枸橼酸盐 C －	吲哚 I －	甲基红 M －	伏普试验 VP +	西蒙枸橼酸盐 C +

注 35℃孵育18～24h；＋：阳性；—：阴性。

临床意义 大肠埃希菌可引起各种类型的感染，如泌尿系感染、菌血症、腹腔内脓肿、肠道术后继发感染，某些血清型大肠埃希菌引起腹泻。产气肠杆菌属于条件致病菌，可引起医院感染，痰液、尿液和脓液中可检出。

○ 产硫化氢大肠埃希菌鉴定 ○

革兰阴性杆菌，在麦康凯平板上生长良好，35℃孵育18～24h为红色菌落（发酵乳糖），有动力，克氏双糖铁（KIA）：+/+，产气，硫化氢阳性（黑色反应弱），MUG（β-葡萄糖醛酸糖苷酶）阳性；SS平板菌落无硫化氢（35℃孵育24～72h），细菌的培养物释放明显的硫化氢气味。此菌经ATB 32E鉴定为大肠埃希菌，%ID 99.9，T 0.73。自动化仪器及质谱仪不能报告产硫化氢大肠埃希菌。

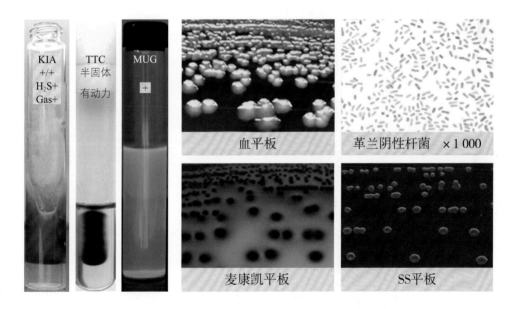

注 35℃孵育18～24h；＋：阳性；＋/＋：乳糖阳性/葡萄糖阳性；H_2S＋：产硫化氢；Gas＋：发酵葡萄糖产气。

○───── 肠致病性大肠埃希菌生化鉴定 ─────○

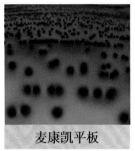

麦康凯平板

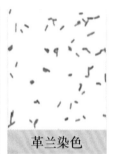

革兰染色

肠致病性大肠埃希菌具有大肠埃希菌的典型特征，在麦康凯平板上为红色菌落，发酵乳糖，动力、赖氨酸脱羧酶、MUG（β-葡萄糖醛酸糖苷酶）均阳性。此菌经ATB 32E鉴定为大肠埃希菌，ID% 99.9，T 0.77（非常好的鉴定）。

血清学鉴定为：EPEC O111

E. Coli OK O pool 1 （＋）

O111 （＋）

盐水对照 （－）

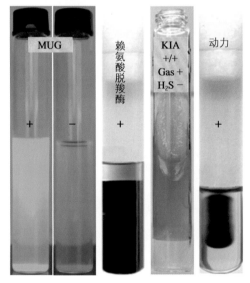

注 ＋：阳性；－：阴性； KIA＋/＋：乳糖阳性/葡萄糖阳性；Gas＋：产气；H₂S－：硫化氢阴性。

临床意义 肠致病性大肠埃希菌与婴幼儿腹泻相关，临床表现为肠道腹泻，患者发热、呕吐、便中含黏液但无血液。

肠致病性大肠埃希菌 O111 血清学鉴定

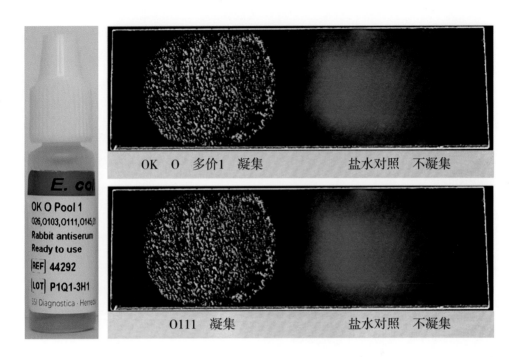

生化鉴定为大肠埃希菌，取新鲜生长物与肠致病性大肠埃希菌多价血清做玻片法凝集试验，凝集的菌株再用单价血清确定型别，同时，做盐水对照试验。诊断血清购自丹麦国家血清研究院（SSI）。

肠侵袭性大肠埃希菌生化鉴定

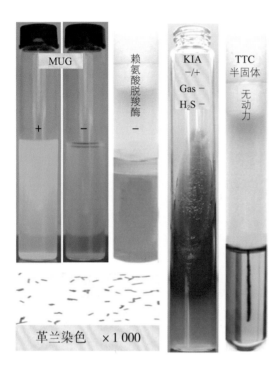

MUG

+　−

赖氨酸脱羧酶　−

KIA
−/+
Gas −
H₂S −

TTC
半固体
无动力

革兰染色　×1 000

注　+：阳性；　−：阴性；　KIA−/+：乳
糖阴性/葡萄糖阳性；　Gas−：不产气；
H₂S−：硫化氢阴性。

肠侵袭性大肠埃希菌（EIEC）赖氨酸脱羧酶阴性，除O124：H7和O124：H30血清型外，均无动力，不发酵或发酵乳糖。不发酵乳糖菌株表型特征与志贺菌相似，甚至与志贺菌属血清交叉凝集（这种凝集能力弱，难分型），二者极易混淆。

而赖氨酸脱羧酶、醋酸盐利用及黏液酸盐利用试验中只要有阳性就可以排除志贺菌（注意：这三项试验在大肠埃希菌不活泼生物型中的阳性率都不高，但不会全部阴性）；MUG（β−葡萄糖醛酸糖苷酶）阳性。EIEC通过血清学凝集试验确定型别。此菌经ATB 32E鉴定为大肠埃希菌，ID 99.9%，T 0.89（极好的鉴定）。

血清学鉴定为：EIEC O143。

临床意义　肠侵袭性大肠埃希菌引起肠炎，患者有发热、腹痛、水泻或出现黏液脓血便。

肠侵袭性大肠埃希菌 O143 血清学鉴定

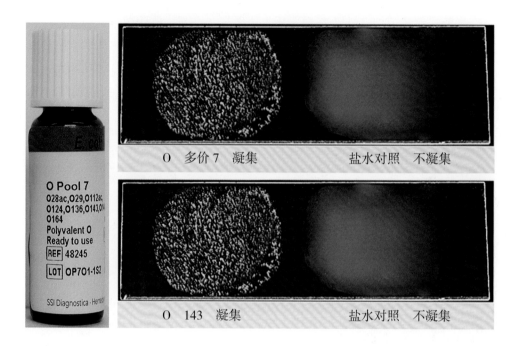

O 多价7 凝集　　　　盐水对照 不凝集

O 143 凝集　　　　盐水对照 不凝集

生化鉴定为大肠埃希菌，取新鲜生长物与肠侵袭性大肠埃希菌多价血清做玻片法凝集试验，凝集的菌株再用单价血清确定型别，同时做盐水对照。诊断血清购自丹麦国家血清研究院（SSI）。

大肠埃希菌 O157：H7 菌落及菌体特征

　　大肠埃希菌 O157：H7 在血平板上为圆形、凸起、湿润菌落，革兰阴性杆菌。麦康凯平板红色菌落（发酵乳糖），山梨醇麦康凯平板无色半透明菌落（不发酵山梨醇），沙门菌显色平板浅绿色菌落，大肠埃希菌O157显色平板酒红色菌落，SS平板上生长不佳，菌落细小红色。此菌经ATB 32E鉴定为大肠埃希菌，%ID 99.9，T 0.85（极好的鉴定）。

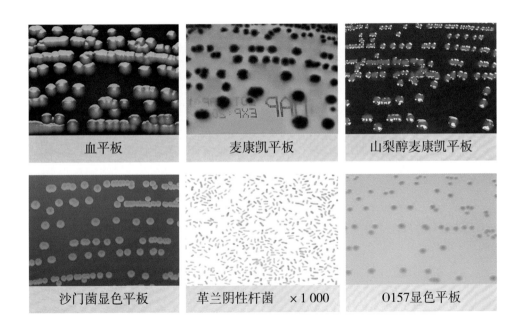

| 血平板 | 麦康凯平板 | 山梨醇麦康凯平板 |
| 沙门菌显色平板 | 革兰阴性杆菌　×1 000 | O157显色平板 |

　　临床意义　大肠埃希菌O157为高致病性细菌，能导致出血性肠炎，甚至严重的溶血性尿毒症综合征。

大肠埃希菌 O157: H7 血清学鉴定

大肠埃希菌O157血清型存在于EPEC（O157：H45）和STEC（包括有动力株O157：H7和无动力株O157：NM）血清群中。与大肠埃希菌多价血清的Pool 1及O157单价血清凝集，有动力菌株与H7凝集（诊断血清购自丹麦国家血清研究院，SSI）。

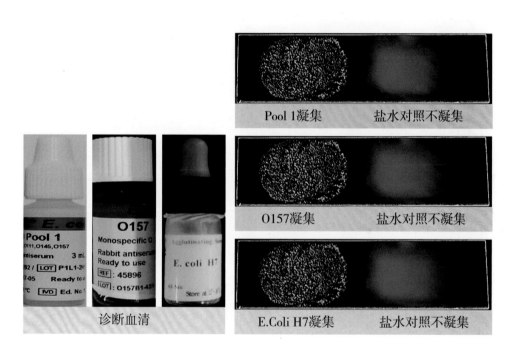

注 大肠埃希菌O157：H7 与大肠埃希菌Pool 1 及O157、H7血清凝集。

───◦ 大肠埃希菌 O157: H7 生化特征及乳胶凝集试验鉴定 ◦───

　　大肠埃希菌O157：H7，动力阳性（80%），O157：NM血清型无动力。在KIA上发酵葡萄糖和乳糖，产酸、产气，氧化酶阴性，MUG（β-葡萄糖醛酸糖苷酶）和山梨醇均阴性。经过生化试验鉴定的菌株用大肠埃希菌O157乳胶凝集试验快速鉴定。

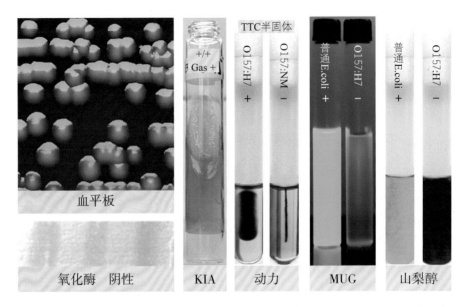

注 ＋：阳性；—：阴性；KIA＋/＋：乳糖阳性/葡萄糖阳性；Gas＋：发酵糖产气。

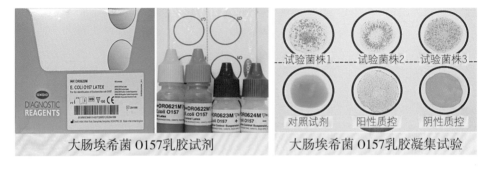

注 试验菌株1、试验菌株2及试验菌株3为三株大肠埃希菌O157：H7质控菌株。

○ 黏质沙雷菌黏质亚种鉴定 ○

　　沙雷菌属细菌在血平板和营养琼脂平板上生长良好，菌落圆形、凸起、湿润，为革兰阴性杆菌。发酵葡萄糖，氧化酶阴性，还原硝酸盐，有动力，多数种的脱氧核糖核酸酶（DNase）阳性。黏质沙雷菌黏质亚种、深红沙雷菌、普利茅斯沙雷菌产生红色素，气味沙雷菌有特殊的气味，阿拉伯糖等试验可用于属内的种间鉴别。黏质沙雷菌黏质亚种与生物群1的生化特征非常相似，可通过自动化鉴定仪鉴定。气味沙雷菌生物群1蔗糖阳性，生物群2蔗糖阴性可以区别。黏质沙雷菌黏质亚种经 VITEK 2 compact 鉴定。

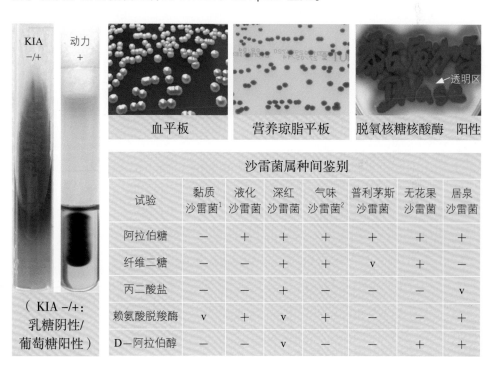

KIA
-/+

动力
+

血平板　　营养琼脂平板　　脱氧核糖核酸酶　阳性

（ KIA -/+:
乳糖阴性/
葡萄糖阳性 ）

沙雷菌属种间鉴别

试验	黏质沙雷菌[1]	液化沙雷菌	深红沙雷菌	气味沙雷菌[2]	普利茅斯沙雷菌	无花果沙雷菌	居泉沙雷菌
阿拉伯糖	−	+	+	+	+	+	+
纤维二糖	−	−	+	+	v	+	−
丙二酸盐	−	−	+	−	−	−	v
赖氨酸脱羧酶	v	+	v	+	−	−	+
D−阿拉伯醇	−	−	v	−	−	+	+

注 ＋：≥90%阳性；−：≥90%阴性；v：11%～89%阳性；1：包括黏质沙雷菌黏质亚种和生物群1；2：包括气味沙雷菌生物群1和生物群2。

临床意义 黏质沙雷菌为条件致病菌，可引起肺炎、菌血症、外科术后感染及泌尿道感染等。

志贺菌属与沙门菌属细菌鉴别

菌属	动力	产气	硫化氢	西蒙枸橼酸盐	赖氨酸脱羧酶	标本
志贺菌属	−	−	−	−	−	粪便
沙门菌属	+	+	+	+	+	粪便，其他

志贺菌属种间鉴别

试验	痢疾志贺菌	福氏志贺菌	鲍氏志贺菌	宋内志贺菌
鸟氨酸脱羧酶	−	−	−	+
甘露醇产酸	−	+	+	+

沙门菌属种间鉴别

试验	猪霍乱沙门菌	甲型副伤寒沙门菌	伤寒沙门菌	沙门菌其他群[1]
阿拉伯糖产酸	−	+	−	+
赖氨酸脱羧酶	+	−	+	+
鸟氨酸脱羧酶	+	+	−	+

注 +：≥90%阳性；−：≥90%阴性；v：11%~89%阳性；1：大多数血清型菌株。甲型副伤寒沙门菌赖氨酸脱羧酶阴性，硫化氢阴性，西蒙枸橼酸盐阴性；伤寒沙门菌不产气。

麦康凯平板上的四种志贺菌菌落特征

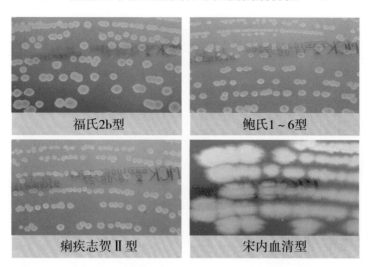

福氏2b型

鲍氏1～6型

痢疾志贺Ⅱ型

宋内血清型

注 35℃孵育24h；福氏、鲍氏和痢疾志贺Ⅱ型血清型菌落凸起，半透明；宋内血清型菌落扁平、浑浊。

SS 平板上的不同菌落特征

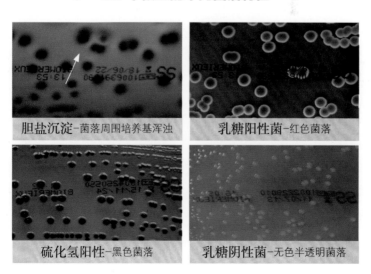

胆盐沉淀-菌落周围培养基浑浊

乳糖阳性菌-红色菌落

硫化氢阳性-黑色菌落

乳糖阴性菌-无色半透明菌落

注 35℃孵育18～24h。

○── 沙门菌属基本生化和菌落特征 ──○

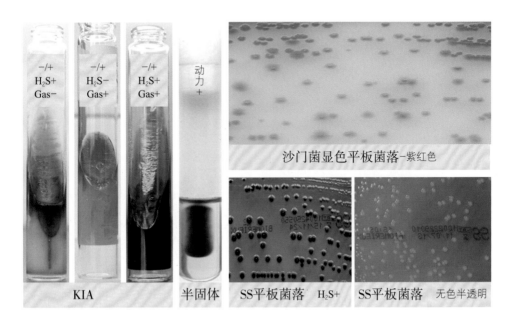

沙门菌显色平板菌落-紫红色

KIA 半固体 SS平板菌落 H₂S+ SS平板菌落 无色半透明

注 35℃孵育18～24h；＋：阳性；－：阴性；KIA－/＋：乳糖阴性/葡萄糖阳性；H₂S＋/－：产硫化氢/不产硫化氢；Gas－/＋：不产气/产气。

临床意义 沙门菌属细菌可致多种感染，常见病有伤寒、副伤寒、胃肠炎、菌血症等。

沙门菌属产硫化氢的部分菌株血清学鉴定①

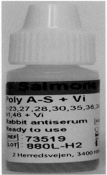
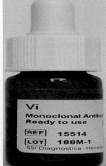
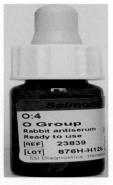
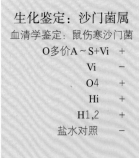

生化鉴定：沙门菌属
血清学鉴定：鼠伤寒沙门菌

O多价A～S+Vi	+
Vi	－
O4	+
Hi	+
H1,2	+
盐水对照	－

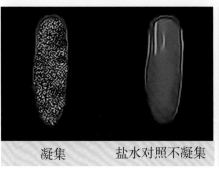

凝集　　　　　盐水对照不凝集

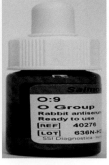

生化鉴定：沙门菌属
血清学鉴定：肠炎沙门菌

O多价A～S+Vi	+
Vi	－
O9	+
Hg, m	+
盐水对照	－

生化鉴定符合沙门菌属特征。取18～24h的新鲜生长物与沙门菌O多价血清A～S+Vi做玻片法凝集试验，凝集菌株进一步用单价的血清确定型别，并做盐水对照（诊断血清购自丹麦国家血清研究院，SSI）。

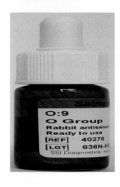

生化鉴定：沙门菌属
血清学鉴定：伤寒沙门菌

O多价A～S+Vi	+
Vi	+
O9	+
Hd	+
盐水对照	－

沙门菌属产硫化氢的部分菌株血清学鉴定②

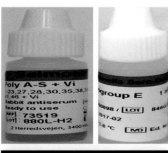

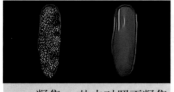

凝集　盐水对照不凝集

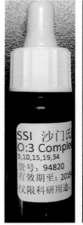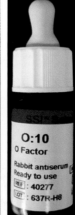

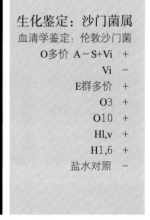

生化鉴定：沙门菌属
血清学鉴定：伦敦沙门菌

O多价 A～S+Vi	+
Vi	−
E群多价	+
O3	+
O10	+
Hl,v	+
H1,6	+
盐水对照	−

生化鉴定符合沙门菌属特征。取18～24h的新鲜生长物与沙门菌O多价血清A～S+Vi做玻片法凝集试验，凝集菌株进一步用单价的血清确定型别，并做盐水对照（诊断血清购自丹麦国家血清研究院，SSI）。

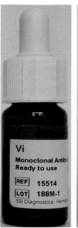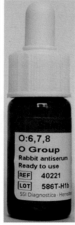

生化鉴定：沙门菌属
血清学鉴定：病牛沙门菌

O多价 A～S+Vi	+
Vi	−
C群多价	+
O6	+
O8	+
Hr	+
H5	+
盐水对照	−

沙门菌属不产硫化氢的部分菌株血清学鉴定

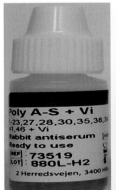
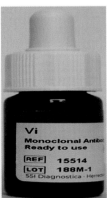
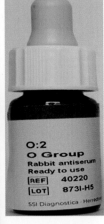

生化鉴定：沙门菌属

血清学鉴定：甲型副伤寒
沙门菌

O多价A～S+Vi	+
Vi	−
O2	+
Ha	+
盐水对照	−

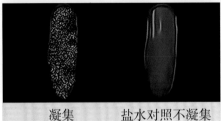

凝集　　　　盐水对照不凝集

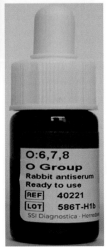

生化鉴定：沙门菌属

血清学鉴定：猪霍乱沙门菌

O多价A～S+Vi	+
Vi	−
O: 6,7,8	+
Hc	+
H1,5	+
盐水对照	−

（部分菌株H_2S +）

　　生化鉴定符合沙门菌属特征。取18～24h的新鲜生长物与沙门菌O多价血清A～S+Vi做玻片法凝集试验，凝集菌株进一步用单价的血清确定型别，并做盐水对照（诊断血清购自丹麦国家血清研究院，SSI）。

○─ 亚利桑那沙门菌生化特征 ─○

苯丙氨酸脱氨酶	蔗糖	硫化氢（KIA）	吲哚	西蒙枸橼酸	阿拉伯糖	赖氨酸脱羧酶	ONPG	动力	丙二酸盐
−	−	+	−	+	+	+	+	+	+

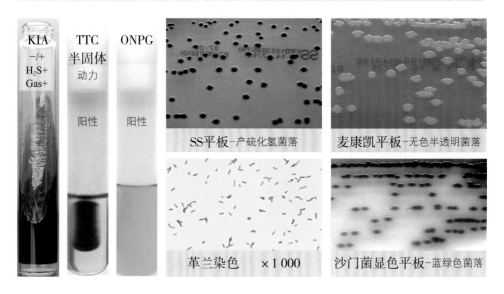

| KIA −/+ H₂S+ Gas+ | TTC 半固体 动力 阳性 | ONPG 阳性 | SS平板-产硫化氢菌落 | 麦康凯平板-无色半透明菌落 |
| 革兰染色 ×1 000 | 沙门菌显色平板-蓝绿色菌落 |

注 35℃孵育18～24h；KIA−/＋：乳糖阴性/葡萄糖阳性；H₂S＋：产硫化氢；Gas＋：发酵糖产气；ONPG：β-半乳糖苷酶。

○ **单相亚利桑那沙门菌血清学鉴定** ○

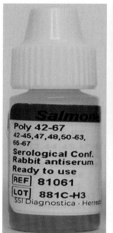

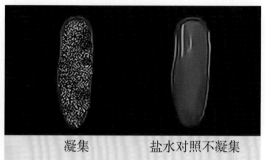

| 凝集 | 盐水对照不凝集 |

Ⅲa 62:z4,z23:−
O多价42~67 +
O62 +
z4 +
z23 +
盐水对照 −

沙门菌属O多价42~67型包含：42~45型，47型，48型，50~63型，65~67型。

　　生化鉴定符合沙门菌属特征。取18~24h的新鲜生长物与沙门菌O多价42~67型血清做玻片法凝集试验，凝集菌株进一步用单价的血清确定型别，并做盐水对照（诊断血清购自丹麦国家血清研究院，SSI）。

临床意义 亚利桑那沙门菌引起的感染与沙门菌属细菌相似。

○ **双相亚利桑那沙门菌血清学鉴定** ○

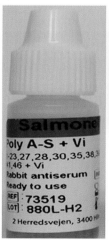

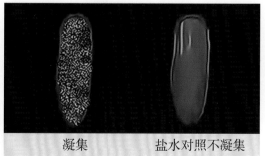

| 凝集 | 盐水对照不凝集 |

Ⅲb 14:z10:z
O多价A~S+Vi +
O14 +
z10 +
z +
盐水对照 −

沙门菌属O多价A~S+Vi包含：1~23型，27型，28型，30型，35型，38~41型，46型，Vi型。

生化鉴定符合沙门菌属特征。取18～24h的新鲜生长物与沙门菌O多价A～S+Vi血清做玻片法凝集试验，凝集菌株进一步用单价的血清确定型别，并做盐水对照（诊断血清购自丹麦国家血清研究院，SSI）。

宋内志贺菌基本生化特征及血清学鉴定

宋内志贺菌常见大而扁平、边缘不齐的菌落，也有小、圆形、凸起、光滑菌落（见血平板上两种菌落的混合培养物），迟缓发酵乳糖菌株在SS平板上为浅红色菌落。宋内志贺菌为革兰阴性杆菌，无动力，生化鉴定符合志贺菌属特征。取新鲜的生长物与抗血清做玻片凝集试验，并做盐水对照（诊断血清购自兰州生物制品研究所和丹麦国家血清研究院，SSI）。

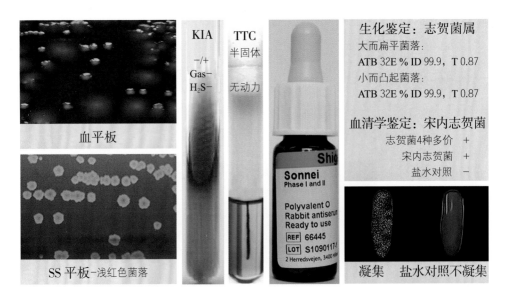

注 ＋：阳性；－：阴性；KIA－／＋：乳糖阴性/葡萄糖阳性；Gas－：不产气；H_2S－：硫化氢阴性。

志贺菌属部分细菌的基本生化特征及血清学鉴定

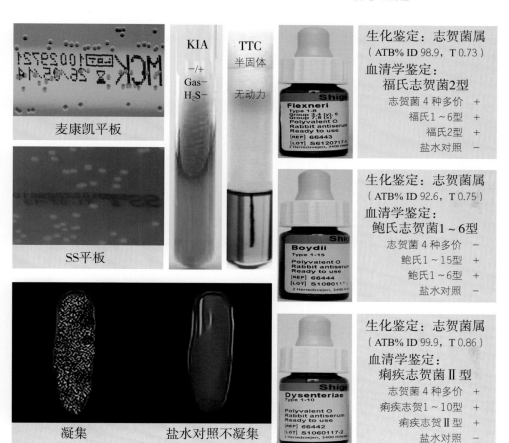

麦康凯平板

SS平板

凝集　　　　盐水对照不凝集

KIA
−/+
Gas−
H₂S−

TTC
半固体
无动力

生化鉴定：志贺菌属
（ATB% ID 98.9，T 0.73）
血清学鉴定：
福氏志贺菌2型
志贺菌 4 种多价　+
福氏1~6型　+
福氏2型　+
盐水对照　−

生化鉴定：志贺菌属
（ATB% ID 92.6，T 0.75）
血清学鉴定：
鲍氏志贺菌1~6型
志贺菌 4 种多价　−
鲍氏1~15型　+
鲍氏1~6型　+
盐水对照　−

生化鉴定：志贺菌属
（ATB% ID 99.9，T 0.86）
血清学鉴定：
痢疾志贺菌Ⅱ型
志贺菌 4 种多价　+
痢疾志贺1~10型　+
痢疾志贺Ⅱ型　+
盐水对照　−

　　生化鉴定符合志贺菌属特征。取18~24h的生长物与志贺菌四种多价及鲍氏多价血清做玻片法凝集试验，进一步用单价血清确定型别，同时，做盐水对照（诊断血清购自兰州生物制品研究所和丹麦国家血清研究院，SSI）。

临床意义 志贺菌属是主要的肠道病原菌之一，引起人类细菌性痢疾，严重感染时可出现全身中毒症状。

变形杆菌属、普罗威登斯菌属、摩根菌属的属间鉴别

PD

阳性

　　三个菌属细菌为革兰阴性杆菌，有动力，发酵葡萄糖，氧化酶阴性，不发酵乳糖，苯丙氨酸脱氨酶（PD）阳性。其中变形杆菌属细菌在平板培养基上可迁徙生长，常无单一菌落，生长物有明显的臭味；其他二个菌属细菌菌落圆形、凸起、光滑、湿润。

试验	摩根菌属	变形杆菌属	普罗威登斯菌属
木糖	－	＋	－
西蒙枸橼酸盐	－	v	＋

注 ＋：≥90%阳性；－：≥90%阴性；v：11%～89%阳性。

变形杆菌迁徙特征

奇异变形杆菌 %ID 99.9，T 0.62	普通变形杆菌 %ID 99.5，T 0.73	潘氏变形杆菌 %ID 90.7，T 0.56

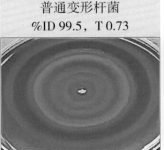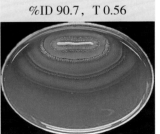

三种变形杆菌在血平板上迁徙生长似波浪（细菌经ATB 32E鉴定）

○────── 变形杆菌属常见种的鉴别 ──────○

试验	奇异变形杆菌	普通变形杆菌	潘氏变形杆菌
吲哚	−	+	−
鸟氨酸脱羧酶	+	−	−

○────── 普罗威登斯菌属常见种的鉴别 ──────○

试验	产碱普罗威登斯菌	雷氏普罗威登斯菌	斯氏普罗威登斯菌
甘露醇	−	+	−
D—侧金盏花醇	+	+	−

○────── 摩根菌属种间鉴别 ──────○

试验	摩根摩根菌摩根亚种	摩根摩根菌西伯尼亚种
海藻糖	−	+

注 +：≥90%阳性；−：≥90%阴性。

临床意义 变形杆菌属是泌尿道感染的主要病原菌，还可引起菌血症、伤口、呼吸道等多种感染。奇异变形杆菌是婴儿肠炎的病原菌之一。摩根菌属为条件致病菌，多引起尿路感染，从血液、痰、尿液和伤口标本中可检出。普罗威登斯菌属引起尿道感染以及菌血症、伤口感染等其他肠外感染。

（2）弧菌属鉴定、气单胞菌属鉴定、邻单胞菌属鉴定

─────○ **弧菌属、气单胞菌属和邻单胞菌属属间鉴别** ○─────

三个菌属为原弧菌科细菌，在血平板上生长，为革兰阴性菌， 有动力，氧化酶阳性（仅弧菌属中的梅氏弧菌阴性），发酵葡萄糖有别于非发酵菌。应注意新的细菌分类学把邻单胞菌属归于肠杆菌科。

试验	弧菌属	气单胞菌属	邻单胞菌属
6%氯化钠肉汤生长试验	+	−	−
0.5%脱氧胆酸钠水溶液黏丝试验	+		
O129（150μg/片）敏感试验	S	R	S
赖氨酸脱羧酶	+/−	+/−	+
鸟氨酸脱羧酶	−/+	−/+	+
精氨酸双水解酶	−/+	+/−	+

注 +：阳性； −：阴性；+/−：大多数阳性/少数阴性；−/+：大多数阴性/少数阳性；S：敏感；R：耐药。

1. O129：2, 4—二氨基—6, 7—二异丙基喋啶磷酸盐。

2. 弧菌属中出现了对O129耐药的菌株，需综合分析。

3. 邻单胞菌属仅类志贺邻单胞菌一个种，是原弧菌科中特有的赖氨酸脱羧酶、鸟氨酸脱羧酶、精氨酸双水解酶阳性菌，此特征在另外2个菌属的细菌中未见出现。

弧菌属细菌的种间鉴别

试验	霍乱弧菌	拟态弧菌	梅氏弧菌	辛辛那提弧菌	河流弧菌	弗尼斯弧菌	溶藻弧菌	副溶血弧菌	创伤弧菌	哈氏弧菌
0%氯化钠肉汤	生长	生长	不生长	不生长	不生长	不生长	不生长	不生长	不生长	不生长
氧化酶	+	+	−	+	+	+	+	+	+	+
穆勒精氨酸双水解酶	−	−	v	−	+	−	−	−	−	−
穆勒赖氨酸脱羧酶	+	+	v	v	−	−	+	+	+	+
穆勒鸟氨酸脱羧酶	+	+					v			
m-肌醇	−	−	v	+						
蔗糖	+	+		+	+	+	+	+	v	v
D-葡萄糖产气	−	−	−	−	−	+	−	−	−	−
动力	+	+	v	v	v	v	+	+	+	
水杨苷	−	−	−	+	−	−	−	−	+	−

注 ＋：阳性；—：阴性；v：不定；除0%氯化钠肉汤外，穆勒氨基酸双水解酶和脱羧酶以及其他生化试验培养基均含1%氯化钠。

临床意义 霍乱弧菌O1和O139血清群为烈性肠道传染病的病原体，能引起霍乱的爆发流行；其他弧菌不产生毒素，因此不能引起霍乱，但可引起非流行性腹泻和肠道外感染。食入副溶血弧菌污染的海产品等食物引起急性胃肠炎；创伤弧菌可引起伤口感染和原发性败血症。

弧菌属细菌鉴别试验

　　弧菌在TCBS（硫代硫酸钠-枸橼酸盐-胆盐-蔗糖）平板上分解蔗糖菌株的菌落为黄色，不分解蔗糖的菌落为绿色；霍乱弧菌在庆大霉素平板上菌落扁平、灰黑色。菌体多为杆状、逗号形，革兰阴性菌。发酵葡萄糖产酸，罕见产气，氧化酶阳性（梅氏弧菌除外），动力活泼（肉汤培养物镜检像流星划过）。对O129敏感，黏丝试验阳性。与人类相关的10个种中，除霍乱弧菌、拟态弧菌在无盐胨水中生长外，其他种的生长和生化反应需要 Na$^+$。

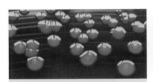

血平板-扁平菌落

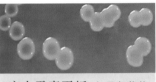

庆大霉素平板-灰黑色菌落

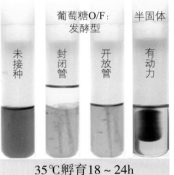

葡萄糖O/F：发酵型　半固体

未接种　封闭管　开放管　有动力

35℃孵育18～24h

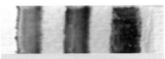

氧化酶　阴性

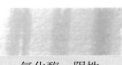

氧化酶　阴性

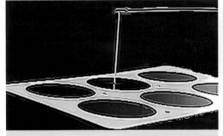

黏丝试验

　　取丰富的培养物与0.5%脱氧胆酸钠水溶液在玻片上研磨混匀，弧菌裂解成黏性悬液，用接种环拉出黏丝，而气单胞菌和邻单胞菌不会裂解，无黏丝出现。

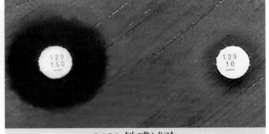

O129 敏感试验

　　有10μg/片、150μg/片两种纸片，用标准的纸片扩散法，35℃孵育过夜，在纸片周围出现抑菌环为敏感。

○━━━ **霍乱弧菌的分型鉴定** ━━━○

血清学分型			生物分型		
			鸡红血球凝集	VP试验	多黏菌素B[1]
O1群霍乱弧菌	小川型（A、B）	古典生物型	－	－	S
	稻叶型（A、C）	EI－Tor生物型	＋	＋	R
	彦岛型（A、B、C）				
O139群霍乱弧菌	经细菌培养和生化鉴定符合弧菌属特性，再经弧菌O139血清学凝集试验鉴定				

注 ＋：阳性；－：阴性；S：敏感；R：耐药。1：多黏菌素B 50U/片。

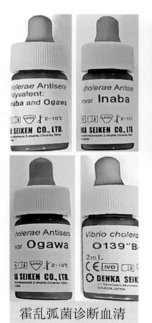

霍乱弧菌诊断血清

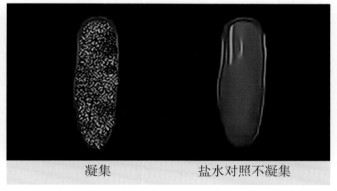

凝集　　　　　盐水对照不凝集

生化鉴定符合弧菌属特征。取18～24h平板新鲜生长物与O1群和O139群霍乱弧菌多价和单价抗血清做玻片法凝集试验确定型别，并做盐水对照（诊断血清购自日本生研株式会社）。

霍乱弧菌菌株进一步做生物型分类。

气单胞菌属主要菌种鉴别

气单胞菌属细菌在血平板上菌落圆形、凸起、光滑、湿润，β溶血或不溶血。为革兰阴性杆菌，有动力，发酵葡萄糖产酸或产酸产气，氧化酶阳性（若不做氧化酶试验，很容易与肠杆菌属细菌混淆），还原硝酸盐。细菌经ATB 32GN鉴定：嗜水气单胞菌 %ID 90.3，T 0.35（好的鉴定）；豚鼠气单胞菌 %ID 86.5，T 0.78（好的鉴定）；温和气单胞菌 %ID 97.2，T 0.85（极好的鉴定）。

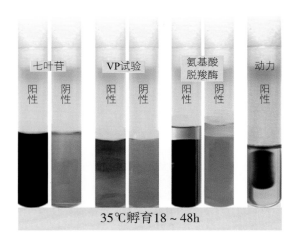

七叶苷　　VP试验　　氨基酸脱羧酶　　动力
阳性　阴性　阳性　阴性　阳性　阴性　阳性

35℃孵育18～48h

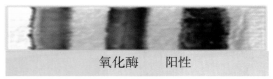

氧化酶　　阳性

试验	嗜水气单胞菌	豚鼠气单胞菌	威隆气单胞菌	
			温和生物型	威隆生物型
七叶苷	+	+	−	+
VP试验	+	−	+	+
赖氨酸	+	+	+	+
鸟氨酸	−	−	−	+
精氨酸	+	+	+	−

注 ＋：阳性；—：阴性；威隆气单胞菌温和生物型与温和气单胞菌是同义名。

临床意义 气单胞菌性胃肠炎表现为急性水样腹泻、痢疾样疾病或慢性疾病，还可引起免疫功能低下患者的机会感染，例如败血症、脑膜炎和肝脓肿以及肺炎、尿路感染、伤口感染等；儿童豚鼠气单胞菌感染类似于炎性肠炎；威隆气单胞菌温和生物型可能引起罕见的霍乱样疾病，伴腹痛、发热、恶心。

○ **类志贺邻单胞菌鉴定** ○

　　血平板上菌落圆形、凸起、光滑、湿润，麦康凯平板上菌落无色半透明。为革兰阴性杆菌，发酵葡萄糖、产酸不产气，氧化酶阳性，有动力，赖氨酸脱羧酶及鸟氨酸脱羧酶和精氨酸双水解酶均阳性，对O129敏感，现归于肠杆菌科。此菌经ATB 32GN鉴定：%ID 99.9，T 0.91（极好的鉴定）。

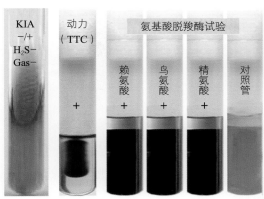

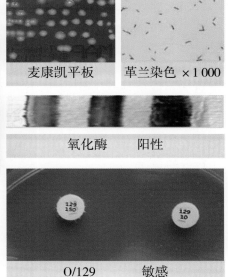

注　＋：阳性；－：阴性；35℃孵育24～48h观察结果；KIA－/＋：乳糖阴性/葡萄糖阳性；Gas－：不产气；H₂S－：不产硫化氢。

临床意义　类志贺邻单胞菌通过水和食物引起人的感染，是旅行者腹泻的主要病原菌。

（3）非发酵菌鉴定

假单胞菌属、希瓦菌属、窄食单胞菌属、不动杆菌属、产碱杆菌属、无色杆菌属、金黄杆菌属。

───○ **假单胞菌属产荧光群细菌的荧光特征** ○───

铜绿假单胞菌 （*P. aeruginosa*）	荧光假单胞菌 （*P. fluorescens*）	恶臭假单胞菌 （*P. putida*）

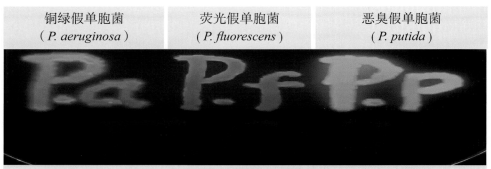

细菌接种血平板35℃孵育24h，三株产荧光假单胞菌在暗环境中用365nm波长的紫外线照射生长物产生荧光，对照菌大肠埃希菌（*E. coli*）无荧光。

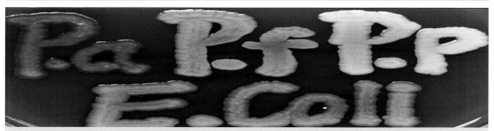

细菌接种血平板35℃孵育24h，对照菌为大肠埃希菌（*E. coli*），日光下的生长物。

临床意义 铜绿假单胞菌是院内感染的主要病原菌，可引起肺部感染、烧伤创面感染、泌尿道感染、中耳炎、脑膜炎、败血症。呼吸道分离的黏液型铜绿假单胞菌可见于支气管扩张、肺囊性纤维化患者。荧光假单胞菌可引起菌血症、泌尿道感染等，在4℃生长，污染血库血液制品。恶臭假单胞菌可引起呼吸道、泌尿道和伤口感染及化脓性关节炎和菌血症。

假单胞菌属产荧光群细菌的种间鉴别

　　产荧光群的三种假单胞菌为革兰阴性杆菌，有动力，氧化酶阳性，葡萄糖O/F：氧化型。其中，铜绿假单胞菌菌落扁平、产生特有的绿色水溶性色素，在MH（Mueller-Hinton）平板上色素明显，可以通过乙酰胺水解等试验相互鉴别。细菌经ATB 32GN鉴定：铜绿假单胞菌 %ID 99.9，T 0.89（极好的鉴定）；荧光假单胞菌 %ID 99.9，T 0.73（非常好的鉴定）；恶臭假单胞菌 %ID 99.8，T 0.98（非常好的鉴定）。

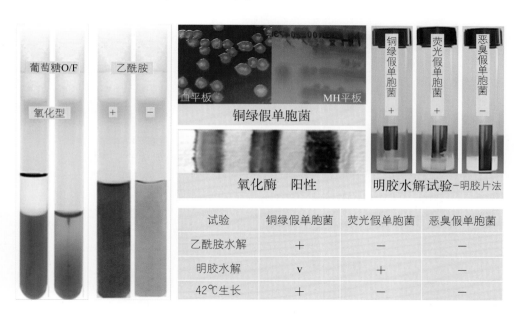

试验	铜绿假单胞菌	荧光假单胞菌	恶臭假单胞菌
乙酰胺水解	+	−	−
明胶水解	v	+	−
42℃生长	+	−	−

注　+：阳性；−：阴性；v：不定；明胶水解试验：经35℃孵育24～48h，黑色明胶片出现透明区为阳性。

○ **施氏假单胞菌鉴定** ○

施氏假单胞菌多数在初始分离培养基上呈现特殊的干燥、皱缩菌落，不易乳化。为革兰阴性杆菌，葡萄糖O/F：氧化型，氧化酶阳性，有动力，水解淀粉试验阳性。此菌经ATB 32GN条鉴定：%ID 99.9，T 0.85（好的鉴定）；经质谱仪鉴定也是施氏假单胞菌。

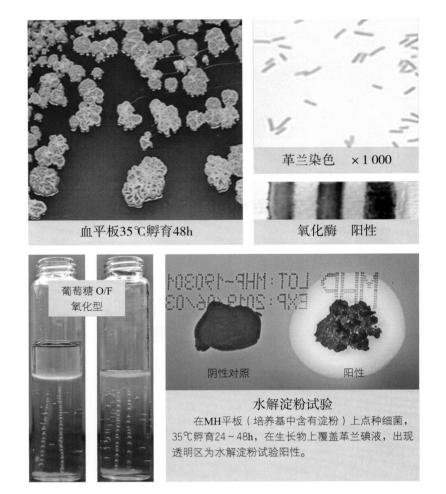

血平板35℃孵育48h

革兰染色 ×1 000

氧化酶 阳性

葡萄糖O/F 氧化型

阴性对照 阳性

水解淀粉试验
在MH平板（培养基中含有淀粉）上点种细菌，35℃孵育24～48h，在生长物上覆盖革兰碘液，出现透明区为水解淀粉试验阳性。

临床意义 施氏假单胞菌引起免疫抑制患者菌血症、HIV患者的脑膜炎、酗酒者的肺炎及骨髓炎等。

栖稻假单胞菌鉴定

栖稻假单胞菌（*Pseudomonas oryzihabitans*），在血平板、麦康凯平板上均缓慢生长，24h菌落细小，48h菌落黄色色素明显，而且干燥、不光滑、坚硬、陷入琼脂中，不易乳化，在盐水中呈颗粒状。为革兰阴性杆菌，菌体散在或成团，有长丝状。经血平板连续传代后，菌落变得湿润，易乳化，杆菌形态典型，散在排列。氧化酶阴性，葡萄糖O/F：氧化型，有动力。此菌经ATB 32GN鉴定为栖稻假单胞菌，%ID 99.9，T 0.37（好的鉴定）。

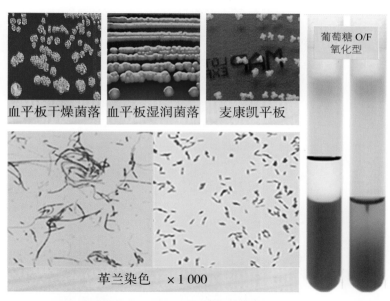

血平板干燥菌落　血平板湿润菌落　麦康凯平板

葡萄糖 O/F
氧化型

革兰染色　×1 000

栖稻假单胞菌与浅黄假单胞菌鉴别

试验	浅黄假单胞菌	栖稻假单胞菌
氧化酶	－	－
七叶苷	＋	－

注 ＋：100%；－：0。

临床意义 栖稻假单胞菌引起带有中央静脉装置的免疫抑制患者的菌血症。

○── 腐败希瓦菌鉴定 ──○

　　腐败希瓦菌（*Shewanella putrefaciens*），原名腐败假单胞菌。在血平板上菌落圆形、凸起、光滑、湿润。为革兰阴性杆菌，有动力，葡萄糖O/F：氧化型，氧化酶及鸟氨酸脱羧酶、脱氧核糖核酸酶阳性（方法：用1mol/L盐酸溶液覆盖脱氧核糖核酸琼脂平板生长物，出现透明区），H_2S阳性（在KIA上35℃孵育24~48h），是非发酵细菌中少有的特征。此菌经ATB 32E鉴定为腐败希瓦菌，%ID 98.4，T 1.0（好的鉴定）。

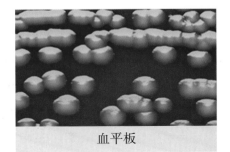

血平板

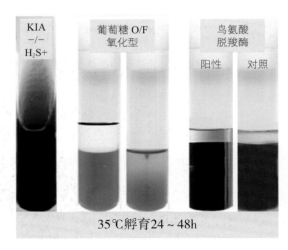

KIA −/− H_2S+　　葡萄糖 O/F 氧化型　　鸟氨酸脱羧酶　阳性　对照

35℃孵育24~48h

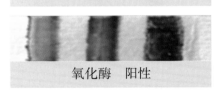

革兰染色　×1 000

氧化酶　阳性

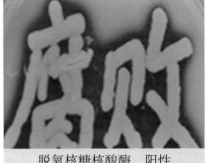

脱氧核糖核酸酶　阳性

注　＋：阳性；－：阴性；KIA−/−：乳糖阴性/葡萄糖阴性；H_2S＋：产硫化氢。

临床意义　腐败希瓦菌可引起败血症、中耳炎、创伤后感染，以及糖尿病或免疫功能低下患者的皮肤化脓性感染。

嗜麦芽窄食单胞菌鉴定

嗜麦芽窄食单胞菌（*Stenotrophomonas maltophilia*）对营养要求不高，在血平板上菌落（大、小）浅黄色、圆形、光滑、湿润。为革兰阴性杆菌，氧化酶阴性，麦芽糖O/F：氧化型，有动力，赖氨酸脱羧酶阳性（非发酵菌中少有的阳性菌株），脱氧核糖核酸酶阳性（注意：35℃孵育48～72h观察，否则可能为假阴性。方法：在脱氧核糖核酸平板生长物上覆盖1mol/L盐酸溶液，出现透明区为阳性）。此菌经ATB 32GN鉴定为嗜麦芽窄食单胞菌，%ID 98.8，T 0.65（好的鉴定）。

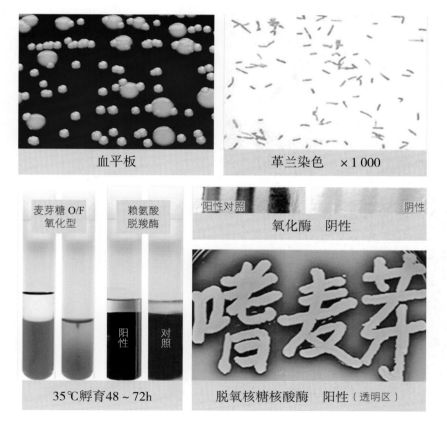

血平板

革兰染色 ×1 000

麦芽糖 O/F 氧化型

赖氨酸脱羧酶

阳性对照　　阴性
氧化酶　阴性

阳性　对照

35℃孵育48～72h

嗜麦芽

脱氧核糖核酸酶　阳性（透明区）

临床意义 嗜麦芽窄食单胞菌为条件致病菌，可引起菌血症等各种感染，对亚胺培南天然耐药。

○ 鲍曼不动杆菌鉴定 ○

　　不动杆菌在血平板上35℃孵育24h，菌落圆形、凸起、表面光滑、边缘整齐、湿润。为革兰阴性菌，球形或球杆状。不动杆菌属的重要特征是氧化酶、动力和硝酸盐还原三项试验同为阴性。不溶血、葡萄糖产酸菌株多数为鲍曼不动杆菌，

不溶血、葡萄糖不产酸菌株多数为洛菲不动杆菌，溶血菌株可能是溶血不动杆菌。但是，不动杆菌属的菌种之间表型特征不易区分，需要进一步鉴别。此菌经ATB 32GN鉴定为鲍曼不动杆菌，%ID 99.9，T 0.75（极好的鉴定）。

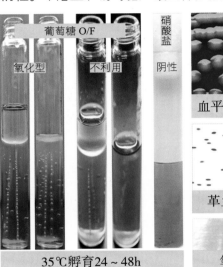

葡萄糖 O/F
氧化型　　不利用
硝酸盐 阴性

35℃孵育24～48h

血平板（鲍曼不动杆菌）

革兰染色　×1 000

氧化酶　阴性

不动杆菌属细菌的种间鉴别

试验	鲍曼不动杆菌	乙酸钙不动杆菌	洛菲不动杆菌	乌尔新不动杆菌	琼氏不动杆菌	医院不动杆菌	溶血不动杆菌	皮特不动杆菌
44℃生长	+	−	−	−	−	+	−	−
41℃生长	+	−	−	v	+	+	+	+
葡萄糖产酸	+	+	−	+	+	+	v	+
西蒙枸橼酸盐	+	+	v	+	v	+	v	+
绵羊血溶血	−	−	−	−	v	−	+	−

注 ＋：≥90%阳性；－：≥90%阴性；v：11%～89%阳性。

临床意义 鲍曼不动杆菌分离自血液、尿液、脓液、呼吸道分泌物及脑脊液等标本，具有多重耐药和泛耐药性。

○ 粪产碱杆菌鉴定 ○

在血平板上35℃孵育24h，菌落＞1mm，圆形、湿润，因有芳香气味，又名芳香产碱杆菌；孵育48h菌落明显变大、扁平，菌落周围琼脂变暗。为革兰阴性杆菌，氧化酶阳性，葡萄糖O/F：产碱型，KIA：−/−，H₂S：阴性，不还原硝酸盐，有动力。此菌经ATB 32GN鉴定：%ID 97.6，T 0.89（好的鉴定）。

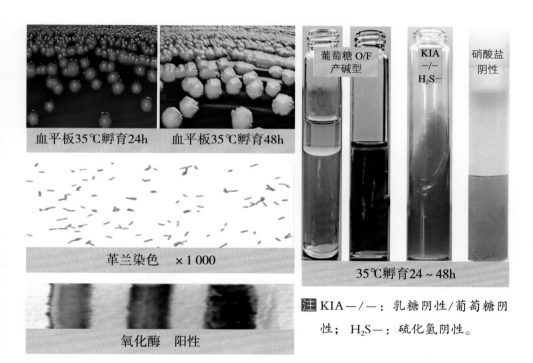

血平板35℃孵育24h　　血平板35℃孵育48h

革兰染色　×1 000

氧化酶　阳性

葡萄糖O/F
产碱型

KIA
−/−
H₂S−

硝酸盐
阴性

35℃孵育24～48h

注 KIA−/−：乳糖阴性/葡萄糖阴性；H₂S−：硫化氢阴性。

临床意义 粪产碱杆菌从住院患者痰液、尿液、血液及脑脊液等标本中检出，其可引起免疫功能低下者感染。

○──── **木糖氧化无色杆菌鉴定** ────○

　　木糖氧化无色杆菌在血平板和麦康凯平板上生长良好，菌落圆形、凸起、表面光滑、湿润。为革兰阴性杆菌，有动力，氧化酶阳性。氧化木糖产酸是区别其他无色杆菌和粪产碱杆菌的关键特征，但是产酸能力弱，需要延长孵育时间。此菌经ATB 32GN鉴定：%ID 89.9，T 0.51（好的鉴定）。

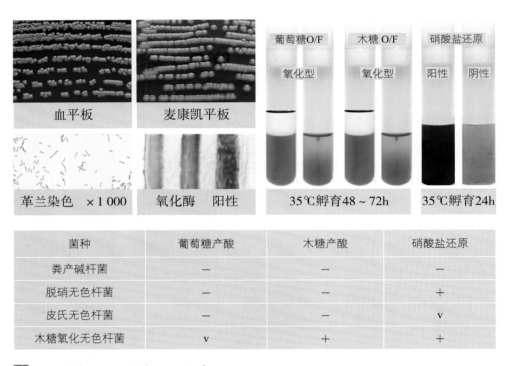

血平板　　麦康凯平板

革兰染色　×1 000　　氧化酶　阳性

葡萄糖O/F　木糖O/F　硝酸盐还原
氧化型　　氧化型　　阳性　阴性

35℃孵育48～72h　　35℃孵育24h

菌种	葡萄糖产酸	木糖产酸	硝酸盐还原
粪产碱杆菌	－	－	－
脱硝无色杆菌	－	－	＋
皮氏无色杆菌	－	－	v
木糖氧化无色杆菌	v	＋	＋

注 ＋：阳性；－：阴性；v：不定。

临床意义 木糖氧化无色杆菌在呼吸道插管儿童和囊性纤维化患者的呼吸道定植，引起患者肺部症状的加重和恶化。

○ **产吲哚金黄杆菌鉴定** ○

产吲哚金黄杆菌（*Chryseobecterium indologenes*）曾归于黄杆菌属。在血平板上生长良好，经35℃孵育24h，菌落＞1mm，圆形，凸起，表面光滑，边缘整齐，湿润，培养72h后出现β溶血（重要特征），黄色素亮丽，容易识别。为革兰阴性杆菌，菌体细长，无动力。葡萄糖 O/F：氧化型，氧化酶阳性（注意色素干扰），吲哚阳性、七叶苷阳性、万古霉素敏感。 与产生黄色素的黏金黄杆菌鉴别：前者41℃不生长、左旋阿拉伯糖不产酸、β溶血可区别；生化特征与脑膜脓毒伊丽莎白菌相似，其甘露醇阴性可区别后者。此菌经ATB 32GN鉴定：%ID 99.9%，T 0.72（非常好的鉴定）。

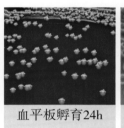

血平板孵育24h

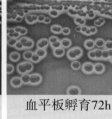

血平板孵育72h

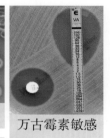

万古霉素敏感

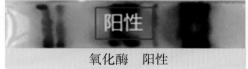

氧化酶　阳性

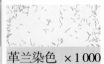

革兰染色　×1 000

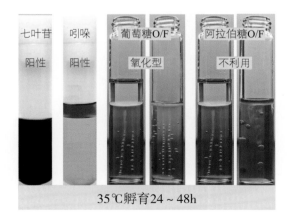

35℃孵育24～48h

临床意义 产吲哚金黄杆菌可引起严重基础代谢疾病的住院患者发生败血症，还可引起各种插管相关性感染。

（4）少见菌鉴定

金氏菌属、巴斯德菌属、艾肯菌属、心杆菌属、布鲁菌属、鲍特菌属、色杆菌属、嗜血杆菌属、军团菌属。

○ 金氏金氏菌培养及菌落特征 ○

金氏金氏菌（*Kingella kingae*）营养要求较高，不需要CO_2环境，普通营养平板、麦康凯平板不生长（35℃孵育72h），在血平板、巧克力平板上生长缓慢，菌落细小，有氧孵育72h菌落圆形、凸起、表面光滑、边缘整齐，延长孵育时间菌落增大，湿润似水滴，β溶血环小，但溶血明显（透射光观察）。革兰阴性球杆菌，散在、成对、多数短链状排列，若革兰染色失误，容易误判为链球菌（过氧化氢酶阴性）。细菌易死亡，需要频繁传代。

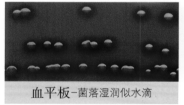

血平板-菌落湿润似水滴

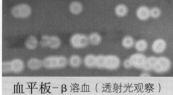

血平板-β溶血（透射光观察）

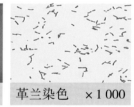

革兰染色　×1 000

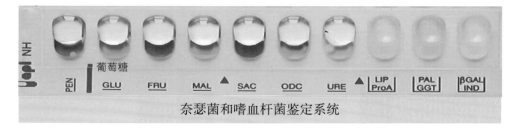

奈瑟菌和嗜血杆菌鉴定系统

○ 金氏金氏菌生化特征 ○

　　细菌在KIA上生长，葡萄糖O/F：不利用，但是在API NH鉴定条上发酵葡萄糖，文献报道需补充营养才能发酵。氧化酶阳性（TPD试剂比DPD试剂敏感）、过氧化氢酶、吲哚、尿素酶、硝酸盐还原均阴性。

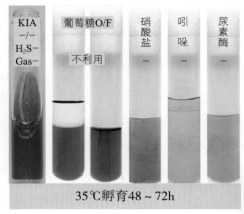

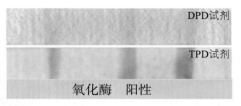

注 TPD：NNNN—四甲基对苯二胺盐酸盐；DPD：NN—二甲基对苯二胺盐酸盐。

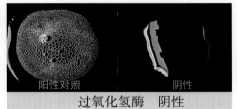

注 —：阴性；＋：阳性；KIA—/—：乳糖阴性/葡萄糖阴性；H₂S—：不产硫化氢；Gas—：不产气。

临床意义 金氏金氏菌引起幼儿骨骼和关节感染，或成人免疫功能低下人群的心内膜炎。

○ 多杀巴斯德菌鉴定 ○

多杀巴斯德菌（*Pasteurella multocida*）在血平板上35℃孵育24h，菌落约1mm，延长孵育时间菌落增大，圆形、凸起、光滑、边缘整齐、湿润，不溶血。在巧克力平板上生长良好，在普通营养琼脂上生长，麦康凯平板不生长。为革兰阴性小杆菌，无动力，氧化酶阳性（TPD试剂比DPD试剂敏感），葡萄糖O/F：发酵型，吲哚阳性，硝酸盐还原阳性，尿素酶阴性，过氧化氢酶阳性。此菌经ATB 32E鉴定：%ID 99.3，T 0.98（非常好的鉴定）。

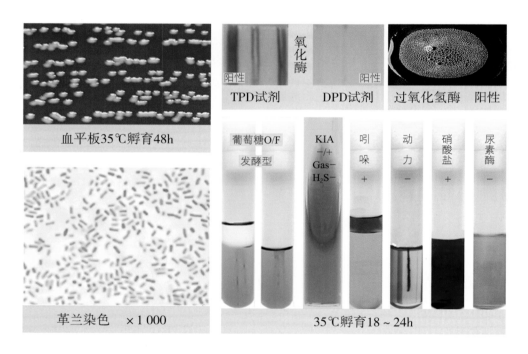

血平板35℃孵育48h

革兰染色 ×1 000

氧化酶

阳性 | 阳性
TPD试剂 | DPD试剂

过氧化氢酶 阳性

葡萄糖O/F 发酵型 | KIA −/+ Gas− H₂S− | 吲哚 + | 动力 | 硝酸盐 + | 尿素酶 −

35℃孵育18~24h

注 −：阴性；＋：阳性；KIA−／＋：乳糖阴性/葡萄糖阳性；H₂S−：不产硫化氢；Gas−：不产气。

临床意义 多杀巴斯德菌多见于呼吸道感染和菌血症。

○── **侵蚀艾肯菌鉴定** ──○

在血平板和巧克力平板上35℃孵育24h，菌落细小难辨，48h菌落直径约1mm，圆形、凸起、不溶血，文献报道部分菌株的菌落可嵌入琼脂中（CO_2环境），平板培养物释放气味，麦康凯平板不生长。革兰阴性杆菌，无动力，不利用碳水化合物，氧化酶、鸟氨酸脱羧酶和硝酸盐还原阳性，过氧化氢酶、吲哚和尿素酶阴性。此菌经VITEK 2 compact 鉴定：ID 99%（极好的鉴定）。

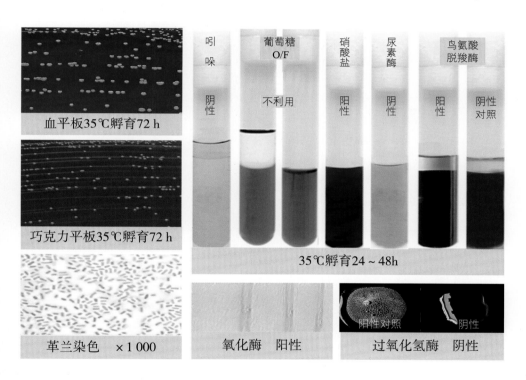

血平板35℃孵育72 h

巧克力平板35℃孵育72 h

革兰染色　×1 000

吲哚　阴性

葡萄糖 O/F　不利用

硝酸盐　阳性

尿素酶　阴性

鸟氨酸脱羧酶　阳性

阴性对照

35℃孵育24～48h

氧化酶　阳性

阳性对照　阴性

过氧化氢酶　阴性

临床意义 侵蚀艾肯菌与牙周组织炎症有关，也可引起上呼吸道、胸膜和肺、腹部、关节、骨骼、伤口（如动物咬伤）感染等。

───────○ **人心杆菌鉴定** ○───────

在血平板上35℃孵育48h，菌落圆形、凸起、表面光滑、不溶血，为革兰阴性细长杆菌。在普通营养琼脂和巧克力琼脂上生长，麦康凯琼脂不生长。葡萄糖O/F：发酵型，氧化酶阳性，过氧化氢酶阴性，吲哚阳性，硝酸盐阴性，尿素酶阴性，无动力。此菌经VITEK 2 compact鉴定：ID 93％（好的鉴定）。

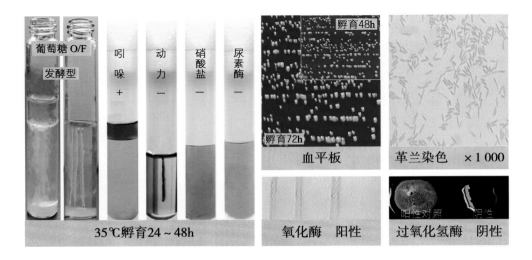

注 ─：阴性；＋：阳性。

临床意义 人心杆菌可以引起心内膜炎和牙周病。

马尔他布鲁菌培养特征

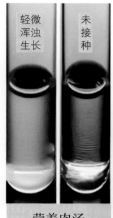

轻微浑浊生长　未接种

营养肉汤
35℃孵育48h

马尔他布鲁菌（*Brucella melitensis*）在血平板上35℃有氧孵育72h菌落细小、圆形、凸起、不溶血。在巧克力平板和普通营养琼脂平板生长，麦康凯平板不生长，普通营养肉汤生长物轻微浑浊，对营养要求不像其他苛养菌严格。

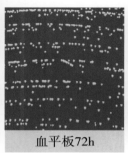

血平板72h

营养琼脂平板72h

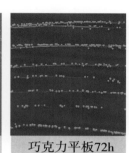

巧克力平板72h

马尔他布鲁菌革兰染色特征

取五株试验细菌的血平板生长物（35℃孵育48h），分别在生理盐水管中制成浓的菌悬液（4麦氏标准浊度），每一种细菌取50μL在玻片的相应方格中涂开、自然干燥、革兰染色，马尔他布鲁菌着色浅，其他细菌着色深。若细菌不易着色，且镜检菌体细砂样，提示为布鲁菌。

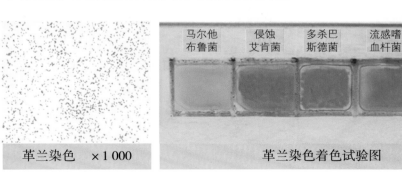

革兰染色　×1 000

马尔他布鲁菌　侵蚀艾肯菌　多杀巴斯德菌　流感嗜血杆菌　人心杆菌

革兰染色着色试验图

马尔他布鲁菌生化特征

　　氧化酶阳性，但四甲基对苯二胺盐酸盐（TPD）试剂比二甲基对苯二胺盐酸盐（DPD）敏感，过氧化氢酶阳性，尿素酶快速阳性（10min），苯丙氨酸脱氨酶（PD）阴性。

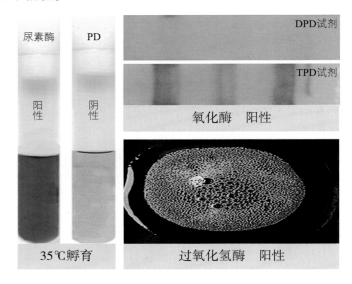

马尔他布鲁菌抗体检测

　　患者感染布鲁菌后，血清中的特异性抗体会与布鲁菌抗原发生凝集反应。取布病虎红抗原试剂和患者血清摇晃混匀，出现凝集为阳性。

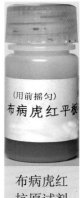

布病虎红
抗原试剂

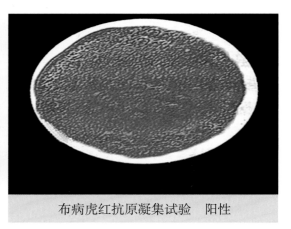

布病虎红抗原凝集试验　阳性

○ **马尔他布鲁菌血清学鉴定** ○

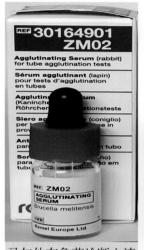

马尔他布鲁菌从血液、骨髓、淋巴结等标本中分离出来，细菌的鉴别特征少，根据生长缓慢、染色特性、快速尿素酶阳性、苯丙氨酸脱氨酶阴性作出初步的鉴定。进一步取血平板生长物做单价血清学凝集试验，像志贺菌、沙门菌一样，可以快速得到鉴定。

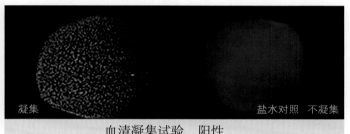

凝集　　　　　　　　　　　　　盐水对照　不凝集

马尔他布鲁菌诊断血清　　　　　血清凝集试验　阳性

○ **布鲁菌与类似细菌的鉴别** ○

　　根据快速尿素酶试验和革兰染色形态学推测布鲁菌，如果菌落细小、革兰阴性细小球杆菌、尿素酶阳性，往往被认为是"布鲁菌"，但是＞50％的未知标本实际是流感嗜血杆菌。弗朗西斯菌、流感嗜血杆菌在血平板上不生长，嗜血杆菌有"卫星现象"，是简便的鉴别特征。

试验	布鲁菌	弗朗西斯菌[1]	流感嗜血杆菌
革兰染色	细小阴性球杆菌	微小阴性球杆菌	小的阴性球杆菌
触酶	+	±	+
氧化酶	+	−	v
尿素酶	+	−	v
血平板	生长	不生长	不生长

注　＋：阳性；－：阴性；±：弱阳性；v：不定；1：土拉热弗朗西斯菌。

临床意义　患者与羊等动物有接触史。布鲁菌菌血症表现为反复或长期发热、多汗以及肝损伤、骨关节损伤、睾丸炎、流产、中枢神经系统受损等。

百日咳鲍特菌菌落特征

　　在血平板、巧克力平板上生长缓慢，菌落细小，35℃孵育3天（空气环境）见针尖样菌落，孵育5天，菌落＜1mm，不溶血。在鲍特菌专用平板上孵育4天的菌落＞1mm、圆形、凸起、表面光滑、边缘整齐，因培养基为黑色，光照下的菌落水银滴样。

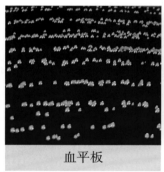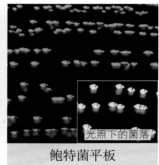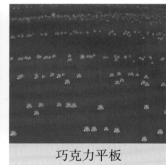

光照下的菌落

| 血平板 | 鲍特菌平板 | 巧克力平板 |

百日咳鲍特菌特异性血清凝集试验

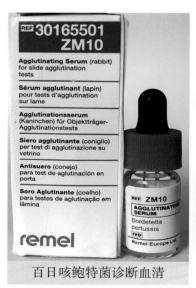

百日咳鲍特菌诊断血清

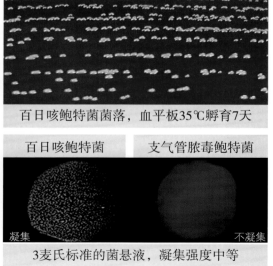

百日咳鲍特菌菌落，血平板35℃孵育7天

百日咳鲍特菌　　　　支气管脓毒鲍特菌

凝集　　　　　　　　　　　　不凝集

3麦氏标准的菌悬液，凝集强度中等

百日咳鲍特菌菌体形态及生化特征

革兰阴性球杆菌，菌体细小，似细砂，但不同于布鲁菌，着色深。氧化酶和过氧化氢酶阳性，葡萄糖O/F：不利用，尿素酶阴性，硝酸盐还原阴性，无动力，KIA–/–。

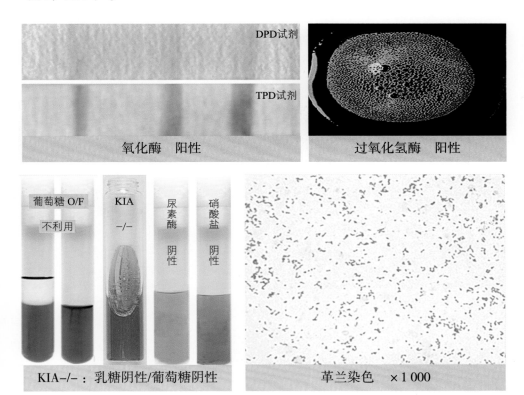

DPD试剂

TPD试剂

氧化酶　阳性　　　　　　　过氧化氢酶　阳性

葡萄糖O/F　KIA　尿素酶　硝酸盐
不利用　–/–　阴性　阴性

KIA–/–：乳糖阴性/葡萄糖阴性　　　　革兰染色　×1 000

临床意义 百日咳鲍特菌引起呼吸道痉挛、咳嗽、哮喘和呕吐（发作期），病程达2~3个月，婴幼儿发病最为凶险，病死率高。

支气管脓毒鲍特菌培养及菌落菌体特征

在血平板上35℃有氧孵育48h，菌落针尖样，72h明显增大，圆形、凸起、表面光滑、湿润、不溶血，为革兰阴性杆菌。鲍特菌平板上的菌落在光照下水银滴样。对营养要求不高，在麦康凯平板上生长。

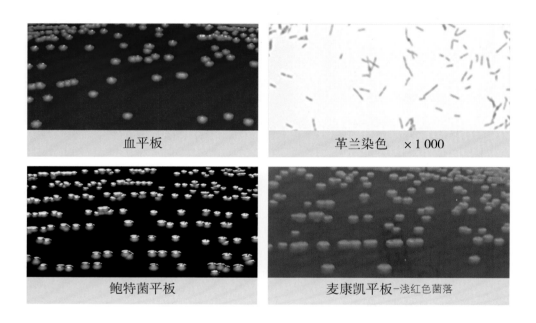

血平板	革兰染色 ×1 000
鲍特菌平板	麦康凯平板-浅红色菌落

临床意义 人感染支气管脓毒鲍特菌后引起轻度百日咳。

○── **支气管脓毒鲍特菌生化特征** ──○

革兰阴性杆菌，氧化酶和过氧化氢酶阳性，尿素酶快速阳性（4~6h），苯丙氨酸脱氨酶阴性，葡萄糖 O/F：不利用，硝酸盐还原阳性，动力为翻滚运动或游动，KIA-/-。此菌经ATB 32GN鉴定：%ID 97.5，T 0.68（好的鉴定）。

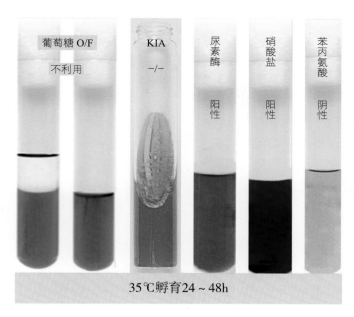

35℃孵育24~48h

注 KIA—/—：乳糖阴性/葡萄糖阴性。

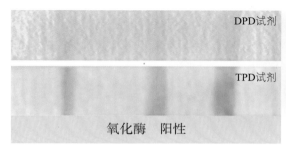

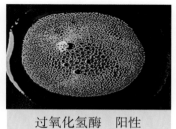

○— **紫色色杆菌鉴定** —○

紫色色杆菌在普通营养琼脂及血平板上生长良好，菌落圆形、凸起，不溶血，35℃孵育48h，紫黑色色素容易识别。为革兰阴性杆菌，发酵葡萄糖，动力阳性、精氨酸脱羧酶阳性、氧化酶阳性（色素干扰观察）。细菌色素稳定，经过10年360余次（1次/10天）传代，色素尚存，菌体形态未见明显改变。此菌经ATB 32GN鉴定：%ID 99.9，T 0.74（非常好的鉴定）。

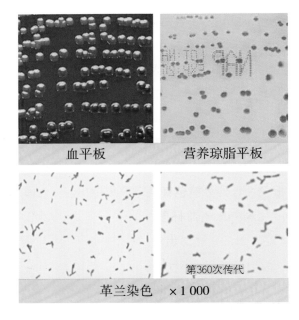

血平板　　　　营养琼脂平板

第360次传代

革兰染色　　×1 000

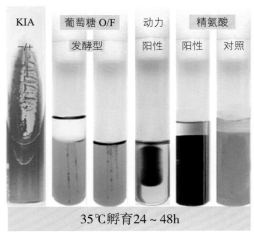

KIA　葡萄糖 O/F　动力　精氨酸
－/＋　发酵型　阳性　阳性　对照

35℃孵育24～48h

注 KIA－/＋：乳糖阴性/葡萄糖阳性。

临床意义 紫色色杆菌引起伤口感染，可并发败血症，产生内毒素和多种毒力因子。

○ 嗜血杆菌基本特征 ○

嗜血杆菌为革兰阴性球杆菌，具有多形性，生长需要V因子和X因子，或二者之一。

红细胞内富含V因子和X因子，但V因子在细胞内不能释放出来，血平板可直接提供X因子。具有溶血性的细菌（如：金黄色葡萄球菌）破坏红细胞，释放上述2种因子（金黄色葡萄球菌也可合成V因子）。巧克力平板因富含V因子和X因子，特别适合嗜血杆菌的生长。

流感嗜血杆菌生长同时需要 V因子和 X因子，因血平板有X因子，其在血平板上生长的金黄色葡萄球菌周围出现"卫星现象"。

副流感嗜血杆菌因为生长仅需要V因子，而金黄色葡萄球菌可以产生V因子，在MH平板上出现"卫星现象"。

细菌经API NH条鉴定：流感嗜血杆菌，%ID 99.9，T 0.42（好的鉴定）；副流感嗜血杆菌，%ID 94.6，T 0.58（好的鉴定）。

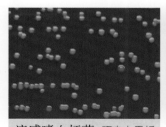

流感嗜血杆菌-巧克力平板

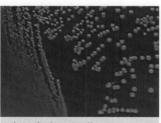

副流感嗜血杆菌-巧克力平板

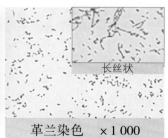

长丝状

革兰染色　×1 000

流感嗜血杆菌与副流感嗜血杆菌鉴别

　　流感嗜血杆菌及副流感嗜血杆菌在巧克力平板上经过35℃孵育18～24h，生长良好，在金黄色葡萄球菌周围出现生长区，即"卫星现象"（沿金黄色葡萄球菌边缘生长）。二者的区别：副流感嗜血杆菌在非血平板（MH平板）上也出现"卫星现象"。

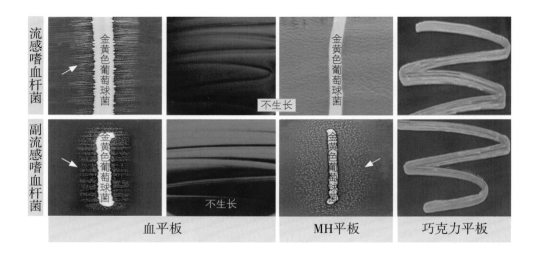

临床意义 流感嗜血杆菌存在于正常人上呼吸道，引起脑膜炎、鼻炎、鼻窦炎、关节炎、心包炎及中耳炎等原发及继发感染。副流感嗜血杆菌偶尔引起菌血症、心内膜炎及尿道炎。

○ 嗜肺军团菌培养及生物学特征 ○

军团菌为胞内寄生菌，培养要求苛刻，生长缓慢，很少在24h内长出菌落，需氧，2%~5%CO_2有促生长作用。在普通营养琼脂、血平板和巧克力平板上不生长，在含铁、L-半胱氨酸和α-酮戊二酸的活性碳酵母浸膏培养基（BCYEα）上生长良好。BCYEα营养丰富，为非选择性平板，其他革兰阴性菌生长良好（嗜血杆菌不能生长）。

菌株可运动，但鞭毛表达不稳定，试验菌株用悬滴法观察无动力。

生化反应不活泼，不利用碳水化合物，尿素酶阴性、硝酸盐还原阴性、过氧化氢酶阳性，β-内酰胺酶阳性（红色）、明胶酶阳性（黑色），马尿酸盐阳性（蓝色）、氧化酶可阳性（延长观察时间弱阳性）。此菌经质谱仪鉴定。

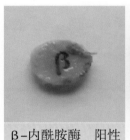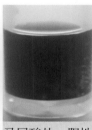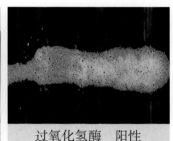

| β-内酰胺酶 阳性 | 明胶酶 阳性 | 马尿酸盐 阳性 | 过氧化氢酶 阳性 |

临床意义 嗜肺军团菌引起肺部为主的感染，多发于免疫低下人群。军团菌肺炎根据临床表现、X线或非特异性实验室检查无法与其他肺炎相区别。

嗜肺军团菌菌落及菌体形态特征

　　细菌在BCYEα平板上35℃孵育72h，形成灰色、稍凸起、有光泽、湿润、表面不光滑菌落；延长孵育时间，菌落明显增大，碎玻璃感，培养物释放气味，在血平板上不生长，提示军团菌。在BCYEα平板上48h生长单个菌落者可能不是军团菌。

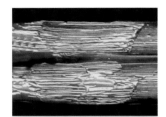

嗜肺军团菌菌落难刮掉

　　用棉签刮BCYEα平板上的菌落，军团菌菌落黏附平板，不易刮起，而其他细菌的菌落容易刮尽。

　　革兰染色着色浅，需延长复染时间，为阴性杆菌，也可见长的丝状。

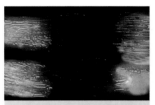

大肠埃希菌菌落易刮掉

　　常规鉴定：细菌的表型特征结合特异性的血清学试验鉴定、分型。

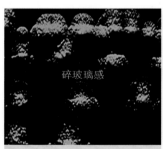

BCYEα平板35℃孵育96h

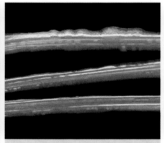

BCYEα平板35℃孵育72h

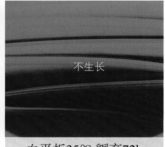

血平板35℃孵育72h

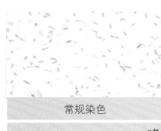

常规染色

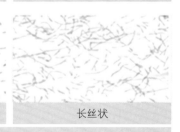

长丝状

嗜肺军团菌革兰染色特征　×1 000

○ **军团菌乳胶凝集试剂** ○

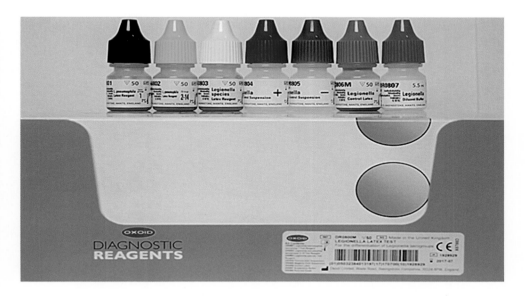

乳胶试剂DR801鉴定：嗜肺军团菌血清型1。

乳胶试剂DR802鉴定：嗜肺军团菌血清型2～14。

乳胶试剂DR803鉴定：为多价试剂，包含其他7种军团菌（长滩军团菌、博兹曼军团菌、杜莫夫军团菌、戈曼军团菌、约旦军团菌、米克达德军团菌和茴香军团菌），相关的种需要进一步鉴定。

─○ **军团菌乳胶凝集试验阴性、阳性对照** ○─

　　通过抗体与军团菌细胞壁上的抗原特异性结合，出现可见的蓝色乳胶凝集，操作简单快速。震动反应卡不要超过1min，不要用放大镜观察。

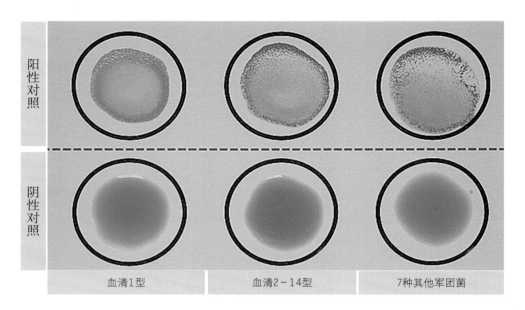

阳性对照		
阴性对照		
血清1型	血清2~14型	7种其他军团菌

─○ **嗜肺军团菌 IgM 抗体检测试剂** ○─

　　90％以上的肺炎性军团菌病病例由嗜肺军团菌引发。多项丹麦流行病学监测研究显示，血清型1型占全部军团菌病病例的60％，血清型3型占20％。ImmuView® Legionella Blood Test通过检测针对嗜肺军团菌血清型 1 型与血清型 3 型的 IgM抗体，从而实现对军团菌感染的诊断。

　　本试剂盒适用于人体血液或血清的检测。阴性结果并不能排除军团菌感染，尤其在军团菌感染的早期或感染由血清型1型或3型以外的血清型引发。

感染早期所采集的血液或血清标本中的抗体水平极低，可能导致ImmuView®
Legionella Blood Test结果呈阴性。

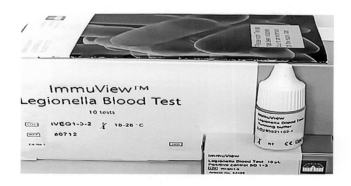

军团菌血液 / 血清 IgM 抗体检测

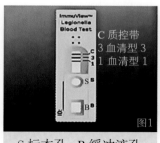

图1

S 标本孔　B 缓冲液孔

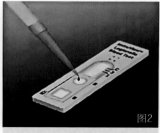

图2

加入15μL血清或全血

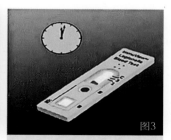

图3

等待1min

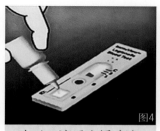

图4

加入4滴反应缓冲液

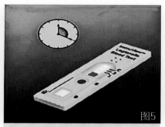

图5

等待20min

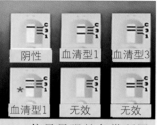

*：信号最强的条带所属
的血清型

注 此图片根据试剂盒说明书编辑。

（三）革兰阳性杆菌鉴定

革兰阳性杆菌鉴定双歧索引、李斯特菌属、丹毒丝菌属、加德纳菌属、隐秘杆菌属。

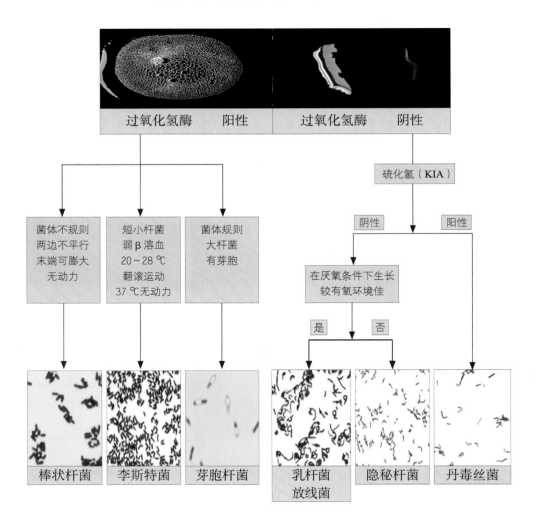

○ **革兰阳性杆菌鉴定双歧索引** ○
（非抗酸性、需氧、兼性厌氧、厌氧菌）

产单核细胞李斯特菌鉴定

　　在血平板上，经35℃孵育24h，菌落圆形、凸起、表面光滑、边缘整齐、弱β溶血（刮去菌落后明显）。革兰阳性杆菌，无芽胞，过氧化氢酶及七叶苷和动力（在20～28℃孵育肉汤中为剧烈的翻滚运动）均阳性，D–木糖阴性。此菌经API Listeria 条鉴定：%ID 98.6，T 1.0（好的鉴定）。

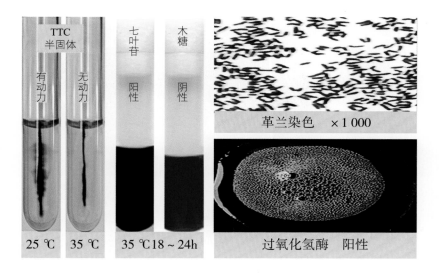

试验	伊氏李斯特菌		产单核细胞李斯特菌	斯氏李斯特菌
	伊氏亚种	伦敦亚种		
β溶血	+	+	+	+
CAMP试验（金黄色葡萄球菌）	−	−	+	+
CAMP试验（马红球菌）	+	+	v	−
D-木糖	+	+	−	+
核糖	+	−	−	−

李斯特菌属部分种的鉴别

注 +：≥90%菌株阳性；—：≥90%菌株阴性；v：不定。

产单核细胞李斯特菌溶血特征

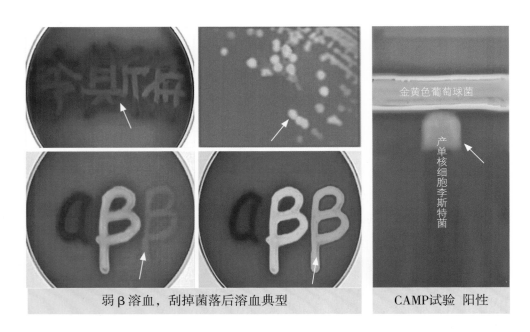

弱 β 溶血，刮掉菌落后溶血典型

CAMP试验 阳性

金黄色葡萄球菌

产单核细胞李斯特菌

临床意义 产单核细胞李斯特菌与原发性浓毒血症、脑膜炎和脑炎有关，病死率高；也可通过胎盘和产道引起胎儿和新生儿感染，早产常见。

○ 猪红斑丹毒丝菌鉴定 ○

猪红斑丹毒丝菌（*Erysipelothrix rhusiopathiae*）在血平板上35℃孵育24h，菌落细小似针尖、圆形、凸起、表面光滑、边缘整齐，不溶血。孵育72h菌落约1mm、变扁平。为革兰阳性纤细杆状、球杆状的不规则形态，着色浅。在克氏双糖铁（KIA）上产生少量的硫化氢（35℃孵育48h），是革兰阳性菌中少见的硫化氢阳性菌。营养要求较高，过氧化氢酶阴性，糖代谢能力弱，无动力，无芽胞，不水解七叶苷。此菌经ATB Strep条鉴定：%ID 99.9，T0.82（极好的鉴定）。

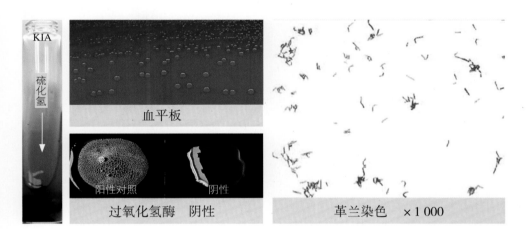

KIA
硫化氢

血平板

阳性对照　阴性
过氧化氢酶　阴性

革兰染色　×1 000

临床意义 人体皮肤受损感染丹毒丝菌，引起局部肿胀，界限明显；也可引起菌血症或心内膜炎。

---◇ **阴道加德纳菌鉴定** ◇---

　　阴道加德纳菌（*Gardnerella vaginalis*）在血平板上，35℃有氧孵育48h，菌落细小，针尖样。在绵羊血平板上不溶血，人血平板上可以溶血，5%CO_2与有氧环境孵育未见明显区别。细菌具有革兰阳性菌相似的细胞壁结构，但是肽聚糖层较薄，导致革兰染色性不定，应该取细菌的初代培养物染色。菌体细杆状或球杆状，过氧化氢酶阴性，此菌经API Coryne 条鉴定：阴道加德纳菌，%ID 97.4，T 0.5（好的鉴定）；经ATB Strep 条鉴定：阴道加德纳菌，%ID 99.9，T 0.8（极好的鉴定）。

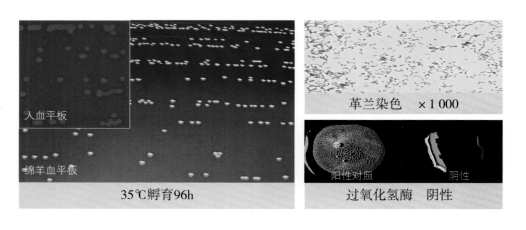

人血平板

绵羊血平板

35℃孵育96h

革兰染色　×1 000

阳性对照　　　　阴性

过氧化氢酶　阴性

临床意义 当阴道内乳杆菌被抑制，阴道加德纳菌与拟杆菌等厌氧菌增加，导致细菌性阴道病。

○—— **溶血隐秘杆菌鉴定** ——○

在血平板上35℃孵育48h，菌落＜1mm，圆形，凸起，不溶血（文献报道在高浓度CO_2环境溶血）。为革兰阳性杆菌，无芽胞，无动力，过氧化氢酶阴性，反向-CAMP试验阳性。此菌经API Coryne条鉴定：溶血隐秘杆菌（%ID 53.5，T 0.19，低分辨率），综合细菌的特征鉴定为溶血隐秘杆菌(*Arcanobacterium haemolyticum*)，此菌也经质谱仪鉴定为溶血隐秘杆菌。

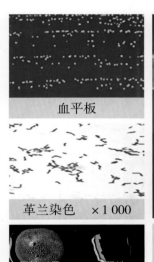

血平板

革兰染色 ×1 000

阳性对照　阴性

过氧化氢酶 阴性

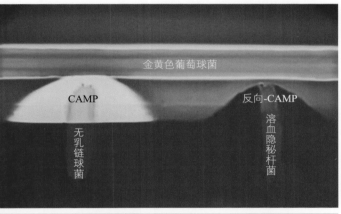

金黄色葡萄球菌

CAMP

无乳链球菌

反向-CAMP

溶血隐秘杆菌

反向-CAMP试验

在血平板上划线接种金黄色葡萄球菌，相隔3mm处垂直划线接种试验菌，35℃有氧孵育48～72h，溶血隐秘杆菌反向-CAMP试验（CAMP抑制试验）阳性。

临床意义 溶血隐秘杆菌从咽拭子及伤口拭子中检出，可引起儿童、青年人咽炎，以及伤口和组织感染。

○── **化脓隐秘杆菌鉴定** ──○

在血平板上经35℃孵育48h，菌落约1mm，圆形、凸起，在5％CO$_2$环境中生长良好，菌落增大，有弱的β溶血。为革兰阳性杆菌，无芽胞，无动力，过氧化氢酶阴性，水解明胶（GEL）。此菌经API Coryne 条鉴定：%ID 99.9，T 0.56（极好的鉴定）。反向–CAMP试验阴性区别于溶血隐秘杆菌，不产生硫化氢区别于丹毒丝菌。

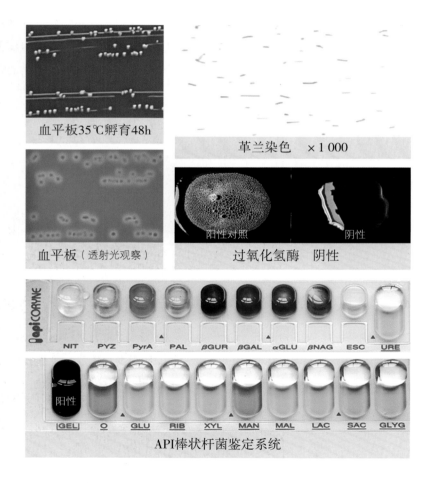

血平板35℃孵育48h

革兰染色　×1 000

血平板（透射光观察）

阳性对照　　　　　阴性

过氧化氢酶　阴性

API棒状杆菌鉴定系统

临床意义 化脓隐秘杆菌可引起伤口或软组织感染，形成脓肿、菌血症。

（四）厌氧菌鉴定

嗜胨菌属、丙酸杆菌属、乳杆菌属、放线菌属、拟杆菌属、普雷沃菌属、梭菌属。有的厌氧菌具有耐氧性，在有氧环境下经过长时间培养后，会生长出细小菌落。

○ 黑尔嗜胨菌鉴定 ○

黑尔嗜胨菌（*Peptoniphilus harei*）是常见的厌氧菌，过去为消化链球菌属的一个种，现归于嗜胨菌属。在血平板上孵育48h（厌氧环境），菌落灰色，直径1mm，为革兰阳性球菌，大部分成链状或团簇排列，甲硝唑（5μg/片）敏感。此菌经质谱仪鉴定为黑尔嗜胨菌。

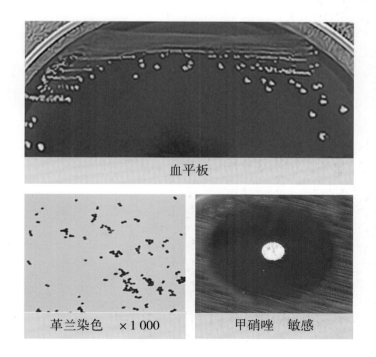

血平板

革兰染色　×1 000

甲硝唑　敏感

临床意义 黑尔嗜胨菌在慢性创面感染标本中经常检出，糖尿病患者身体溃疡部位、慢性鼻窦炎患者中嗜胨菌检出率高。

---○ **颗粒丙酸杆菌鉴定** ○---

丙酸杆菌厌氧或耐氧，能分解葡萄糖产生丙酸。革兰阳性杆菌，形态多样。颗粒丙酸杆菌在血平板上35℃有氧孵育72h菌落似针尖，过氧化氢酶阳性。临床感染标本中常见的有痤疮丙酸杆菌、贪婪丙酸杆菌、颗粒丙酸杆菌、丙酸丙酸杆菌和产酸丙酸杆菌。此菌经VITEK 2 compact 鉴定。

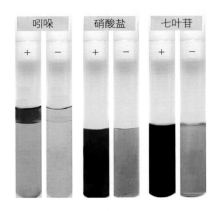

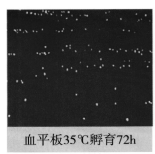

血平板35℃孵育72h

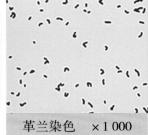

革兰染色　×1 000

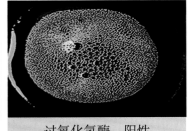

过氧化氢酶　阳性

临床常见丙酸杆菌鉴别					
菌种	氧耐受性	过氧化氢酶	吲哚	硝酸盐还原	七叶苷水解
产酸丙酸杆菌	−	−	−	−	−
痤疮丙酸杆菌	+	+	+	+	−
贪婪丙酸杆菌	+	+	−	−	+
颗粒丙酸杆菌	+	+	−	−	−
丙酸丙酸杆菌	−	−	−	+	−

注 十：阳性；一：阴性。

卷曲乳杆菌鉴定

卷曲乳杆菌（*Lactobacillus crispatus*），女性阴道拭子划线接种血平板，35℃有氧或者5%CO_2环境孵育48h，菌落细小如针尖，不溶血，延长孵育时间则菌落稍有增大。革兰染色阳性或者阴阳性混合，菌体形如句号、半圆、问号。过氧化氢酶阴性，无动力。实验室根据革兰染色及形态特征可以初步鉴别，此菌经质谱仪鉴定为卷曲乳杆菌。

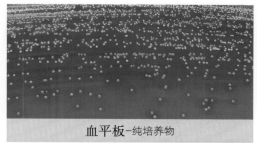
血平板-纯培养物

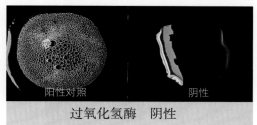
阳性对照　　　　　阴性
过氧化氢酶　阴性

卷曲乳杆菌菌体形态及变异

卷曲乳杆菌初代培养物的菌体似句号、问号，形态特别，传代后菌体变异，为典型的杆菌。初代培养物的卷曲菌体形态是鉴定的重要特征。

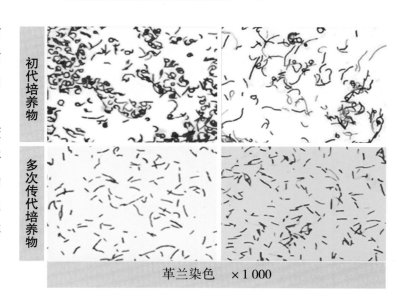
初代培养物

多次传代培养物

革兰染色　×1 000

─────○ **纽氏放线菌无硝亚种鉴定** ○─────

　　放线菌属细菌厌氧或耐氧。纽氏放线菌无硝亚种在血平板上35℃有氧孵育48h见针尖样菌落，孵育5天菌落约1mm，圆形、凸起、光滑、边缘整齐、不溶血，为革兰阳性杆菌。过氧化氢酶阳性，CAMP试验阳性，此菌经API Coryne条鉴定：%ID 99.7，T 0.63（非常好的鉴定）。细菌分离自一名24岁男性患者的背部皮脂腺囊肿穿刺物。

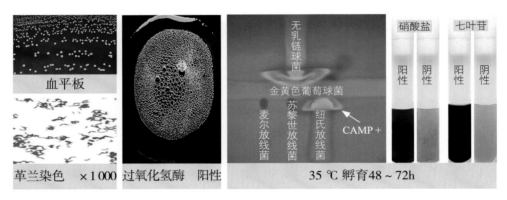

放线菌属部分菌种鉴定							
菌种	耐氧	过氧化氢酶	硝酸盐还原	七叶苷	CAMP试验	海藻糖	β-NAG
马赛放线菌	＋	－	＋	ND	ND	＋	－
麦尔放线菌	－	－	v	－	v	－	＋
纽氏放线菌无硝亚种	＋	＋	－	－	＋	v	－
纽氏放线菌纽氏亚种	＋	＋	＋	－	＋	v	－
雷丁放线菌	＋	－	v	＋	v	＋	－
苏黎世放线菌	＋	－	－	－	－	v	－

注 ＋：阳性；－：阴性；v：不定；ND：无数据；β-NAG：β-N-乙酰-葡萄糖苷酶。

临床意义 放线菌与各种感染性疾病有关，常常作为混合性感染的一部分存在，引起慢性肉芽肿性疾病。

○ **欧洲放线菌鉴定** ○

　　伤口标本无菌接种血平板35℃孵育5天，有氧和5％CO_2培养可见细小菌落生长。厌氧培养菌落细小、灰白色、圆形、凸起、不溶血，为革兰阳性杆菌。此菌用VITEK-2没有鉴定出来，经质谱仪鉴定为欧洲放线菌（*Actinomyces europaeus*），文献报道该菌引起软组织感染。

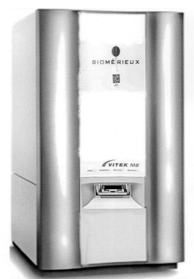

质谱仪（VITEK MS）

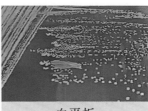

血平板

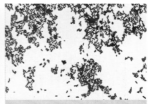

革兰染色　×1 000

　　病例：患者，女性，63岁，入院前1个多月，因左膝关节骨性关节炎行关节置换术，术后14天伤口下半部肿胀，拆线后第2天左膝前内侧发现破溃，予以换药处理，病情无明显好转。专科检查：患者左膝肿胀，髌骨下缘髌腱内侧缘见直径约2cm破溃口，部分髌腱外露，深达假体，淡黄色分泌物，周围皮肤红肿。前后2次送检标本细菌培养都是欧洲放线菌。临床医师给予奥硝唑、头孢曲松治疗（文献报道后者有效），效果明显，破溃口结痂，痂下无波动及渗出，左膝肿胀消退。3周后感染控制，患者一般状态良好故予以出院。

─────○ **脆弱拟杆菌鉴定** ○─────

　　拟杆菌属细菌为革兰阴性厌氧的球杆菌或细杆菌，分解糖，耐胆汁，不产色素。人类标本中检出25个种，其中脆弱拟杆菌、卵形拟杆菌、多形拟杆菌与人类感染高度相关。脆弱拟杆菌在血平板上35℃孵育（厌氧环境）24～48h见菌落生长，此菌经VITEK 2 compact 鉴定。

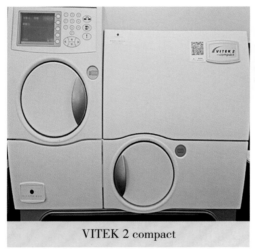

VITEK 2 compact

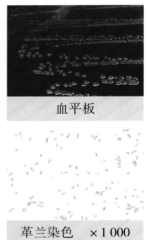

血平板

革兰染色　×1 000

拟杆菌群主要种鉴别				
菌种	吲哚	阿拉伯糖	水杨苷	木聚糖
脆弱拟杆菌	－	－	－	－
卵形拟杆菌	＋	＋	＋	＋
多形拟杆菌	＋	＋	v	

注 ＋：阳性；－：阴性；v：不定。

临床意义 脆弱拟杆菌的大多数感染是因为基础疾病或手术创伤导致定植的黏膜或管腔的完整性遭到破坏所致，并且可以扩散到邻近的组织和血液，后果严重。

○—— **多形拟杆菌鉴定** ——○

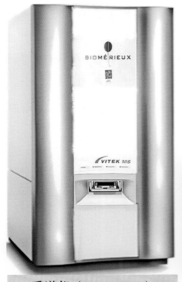

血液感染分离株，血培养厌氧瓶转种厌氧血平板，35℃孵育（厌氧环境）48h，菌落圆形、微凸、光滑、边缘整齐、不透明、β溶血。为革兰阴性的球杆菌、杆菌、长杆菌。此菌经VITEK MS鉴定为多形拟杆菌，采用IVD数据库分析（种水平鉴定正确率99.9%）。

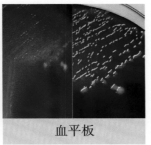
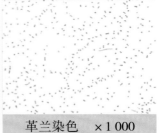

| 质谱仪（VITEK MS） | 血平板 | 革兰染色　×1 000 |

临床意义 拟杆菌是人类口腔、肠道及女性生殖道的正常菌群，为条件致病菌，可引起内源性和外源性感染。多形拟杆菌从患者血液中分离。

○—— **二路普雷沃菌鉴定** ——○

普雷沃菌是发酵糖产生乙酸和丁二酸的厌氧革兰阴性球杆菌。二路普雷沃菌（*Prevotella bivia*）血培养瓶需氧不生长，厌氧生长，转种两块血平板：一个做需氧培养，一个做厌氧培养（厌氧袋法），同时做耐氧试验和甲硝唑敏感试验；35℃孵育48h需氧（耐氧）未生长，厌氧培养菌落细小、凸起、不溶血，对甲硝唑（5μg/片）敏感，为革兰阴性球杆菌。此菌经VITEK 2鉴定为二路普雷沃菌。

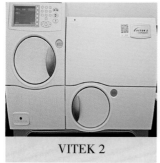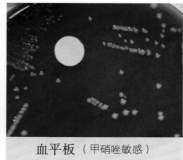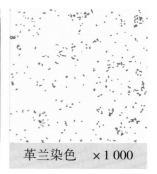

VITEK 2　　　　血平板（甲硝唑敏感）　　　　革兰染色　×1 000

临床意义 二路普雷沃菌常引起女性生殖道感染，此菌从临床发热的成人女性患者血液中分离出来。

艰难梭菌鉴定

　　艰难梭菌生长缓慢，厌氧环境下35℃孵育48h见菌落生长，延长时间菌落增大，不溶血，为革兰阳性细长杆菌，此菌经质谱仪鉴定。

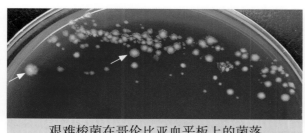

艰难梭菌在哥伦比亚血平板上的菌落

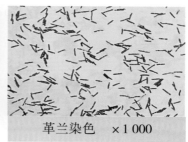

革兰染色　×1 000

部分梭菌的表型特征				
试验	肉毒梭菌	艰难梭菌	产气荚膜梭菌	多枝梭菌	破伤风梭菌
水解明胶	＋	＋	＋	－	＋
卵磷脂酶	－	－	＋	－	－
脂肪酶	＋				
发酵葡萄糖	＋	＋	＋	＋	

注 ＋：阳性；—：阴性；生化反应基于PRAS（厌氧系统）培养基获得的结果。

临床意义 艰难梭菌是院内感染的主要病原菌之一，长期应用抗生素尤其是广谱抗生素时艰难梭菌大量繁殖，导致抗生素相关性腹泻，引起内源性感染；也存在于医院环境或医务人员的手，可经粪-口途径引起外源性感染。临床表现为腹痛、腹泻、发热、伪膜性肠炎、中毒性巨结肠等。

（五）弯曲菌属及螺杆菌属鉴定

弯曲菌属常见种及幽门螺杆菌鉴定双歧索引、弯曲菌属、螺杆菌属。

—○ **弯曲菌属常见种及幽门螺杆菌鉴定双歧索引** ○—

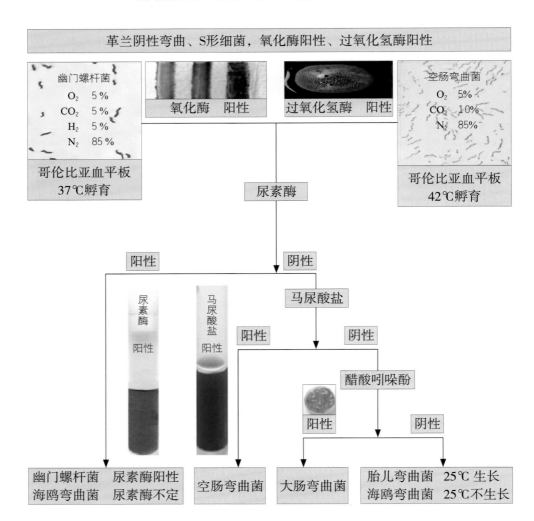

空肠弯曲菌空肠亚种鉴定

空肠弯曲菌空肠亚种（*Campylobacter jejuni subsp. jejuni*）在血平板上经42℃微氧环境（5%O$_2$，10%CO$_2$，85%N$_2$）孵育48h（有的菌株在5%CO$_2$或烛缸中生长良好），菌落针尖样，延长孵育时间稍微增大，圆形、凸起、光滑、湿润、不溶血，在Skirrow培养基上生长良好。革兰阴性，形态弯曲，S形，螺旋样，杆状；氧化酶阳性，过氧化氢酶阳性。若细菌来自粪便标本，马尿酸盐（NIN）试验阳性，可以确定为空肠弯曲菌（*C. jejuni*）。此菌经API CAMPY条鉴定，也经VITEK MS鉴定。

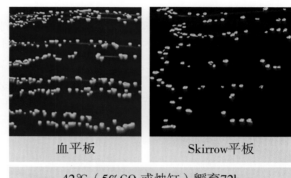

| 血平板 | Skirrow平板 |

42℃（5%CO$_2$或烛缸）孵育72h

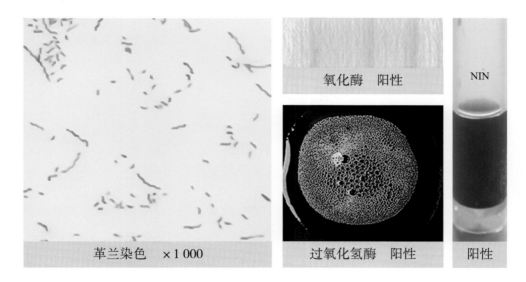

革兰染色　×1 000

氧化酶　阳性

过氧化氢酶　阳性

NIN

阳性

临床意义 空肠弯曲菌肠炎引起发热、腹部绞痛和腹泻，还可引起肠外感染，如菌血症、尿路感染等。免疫功能低下者可能发生持续性腹泻和菌血症。

胎儿弯曲菌胎儿亚种鉴定

　　胎儿弯曲菌胎儿亚种（*Campylobacter fetus subsp. fetus*）在血平板上经35℃微氧环境（5%O_2，10%CO_2，85%N_2）孵育48h（有的菌株在5%CO_2或烛缸中生长良好），菌落针尖样，延长时间后稍增大，圆形、凸起、光滑、湿润、不溶血，在Skirrow培养基生长良好。细菌42℃不生长，革兰阴性着色浅，菌体纤细，形态典型弯曲，S形，螺旋样；氧化酶阳性，过氧化氢酶阳性，马尿酸盐试验阴性，醋酸吲哚酚阴性，25℃生长。此菌经API CAMPY条鉴定。

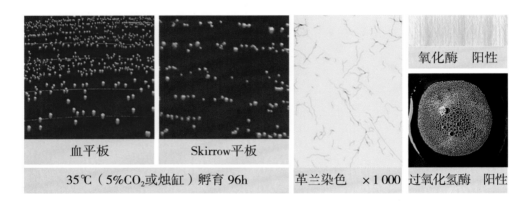

血平板　　　　　Skirrow平板　　　　氧化酶　阳性

35℃（5%CO_2或烛缸）孵育 96h　　革兰染色　×1 000　过氧化氢酶　阳性

　临床意义　胎儿弯曲菌可引起妊娠期和抵抗力低下者的菌血症和肠外感染。

幽门螺杆菌培养及鉴定

　　幽门螺杆菌在哥伦比亚血平板上经 35℃孵育 96h（培养的气体为85%N_2、5%O_2、5%CO_2和 5%H_2，或者商品微氧产气袋在密封罐中培养，蜡烛缸培养不生长），生长缓慢，菌落细小，延长孵育时间菌落增大不明显，不溶血。革兰染色阴性，逗点状、S形、海鸥形。氧化酶阳性，过氧化氢酶阳性，尿素酶强阳性，不还原硝酸盐。此菌经API CAMPY 鉴定，生化编码：1201004，%ID 99.9，T 1.0（极好的鉴定）。

　　幽门螺杆菌因大量产生胞外脲酶，胃活检组织接种尿素培养基尿素快速阳性。以活检组织脲酶试验及组织印片染色观察细菌的形态，可以快速诊断幽门螺杆菌感染，血清学试验也广泛用于筛查。细菌的动力用常规压滴法和悬滴法难辨，文献建议用相差显微镜和暗视野显微镜观察。另外，将培养物在4℃有氧环境存放24h和微氧环境存放20天，尿素酶仍然阳性。

　　　　　　胃溃疡黏膜组织印片和培养的幽门螺杆菌形态

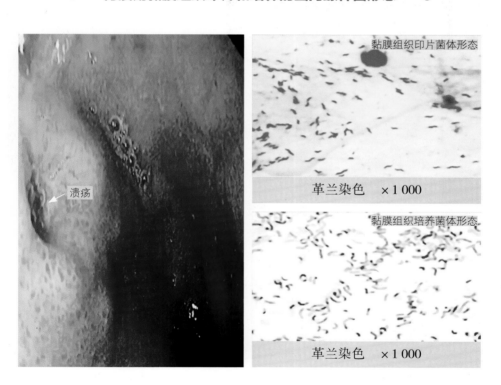

黏膜组织印片菌体形态

革兰染色　×1 000

黏膜组织培养菌体形态

革兰染色　×1 000

溃疡

临床意义 幽门螺杆菌感染是消化性溃疡的主要病因，也是胃癌的重要风险因素。

○── 幽门螺杆菌生化鉴定特征 ──○

划线接种血平板，
35℃孵育96h

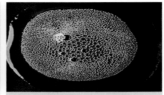

过氧化氢酶　阳性

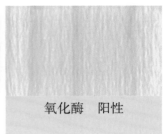

氧化酶　阳性

快速
阳性
15～30min

尿素酶

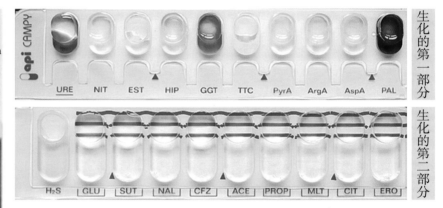

生化的第一部分

生化的第二部分

注　生化的第一部分（显色反应）是检测细菌的胞外酶，接种6麦氏标准
　　的菌悬液在有氧环境中培养（微氧环境也可）；生化的第二部分（同
　　化试验）是在微氧环境培养，35℃孵育24～48h，背景红色条带模糊
　　为同化阳性，红色条带明显为阴性（此菌同化试验均为阴性）。

二 抗酸染色及细菌鉴定

抗酸染色双岐索引、分枝杆菌属、诺卡菌属、红球菌属。

○ 抗酸染色双岐索引 ○

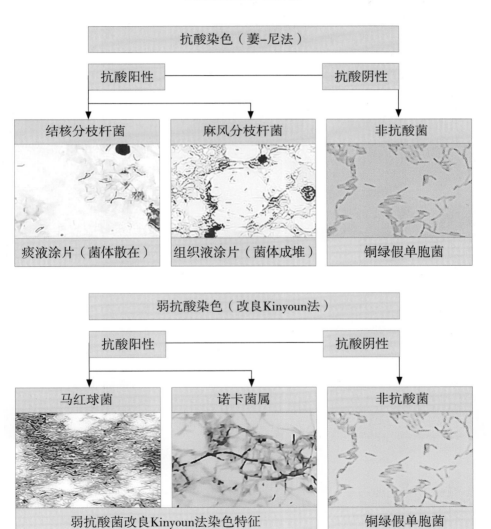

抗酸性细菌的表型鉴别

菌属	形态学		抗酸染色	革兰染色	青霉素	生长良好的固体培养基
	形状	显微镜下气生菌丝				
分枝杆菌属	杆状或微弯曲分枝状	无	姜-尼抗酸染色着色强	不着色或不易着色	通常耐药	罗-琴培养基小川培养基
红球菌属	杆状　球杆状	无	Kinyoun抗酸染色部分着色	革兰阳性	敏感	血平板
诺卡菌属	纤细菌丝杆状　球杆状	有	Kinyoun抗酸染色部分着色	革兰阳性	耐药	血平板

注 在固体培养基上，诺卡菌同链霉菌、马杜拉放线菌一样散发出腐土霉味，是重要的特征；分枝杆菌属、红球菌属无特殊气味。

结核分枝杆菌菌落及染色特征

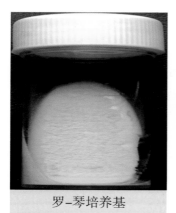

罗–琴培养基

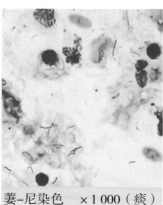

姜–尼染色　×1 000（痰）

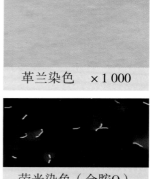

革兰染色　×1 000

荧光染色（金胺O）

　　结核分枝杆菌在罗–琴培养基上经35℃孵育2～4周，菌落乳白色或浅黄色、粗糙、凸起。姜–尼抗酸染色为红色杆菌，排列呈分枝状；金胺O染色见荧光菌体；革兰染色不着色，似有"影子"。

结核分枝杆菌与麻风分枝杆菌的染色形态及特征

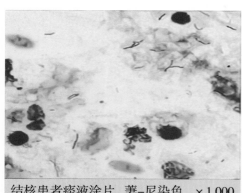
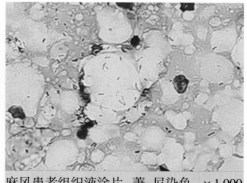

结核患者痰液涂片　萋-尼染色　×1 000　　麻风患者组织液涂片　萋-尼染色　×1 000

　　结核分枝杆菌细长，菌体散在排列或呈分枝状，在人工培养基上生长；麻风分枝杆菌，菌体成团或散在排列，不能在人工培养基上生长。

临床意义 结核分枝杆菌是结核病的病原体，成人肺结核以慢性炎症、干酪样坏死和空洞形成为特点，进展缓慢。肺外感染包括颈淋巴结炎、胸膜炎、心包炎、滑膜炎、脑膜炎及皮肤、关节、骨和内脏感染。麻风杆菌是麻风病的病原体，麻风病是一种慢性、消耗性的肉芽肿性疾病，导致皮肤感觉障碍和神经损伤。疾病包括结核样型麻风和瘤型麻风两个类型。

○──────────── **快速生长非结核分枝杆菌鉴定** ────────────○

　　快速生长分枝杆菌是指在固体培养基上7天内生长出菌落的分枝杆菌。分子生物学技术是鉴定这类细菌的确定性方法，表型特征不能明确鉴定菌种，可作为分子生物学方法的补充。在血平板上生长的菌株，经35℃有氧孵育缓慢生长。萋-尼抗酸染色阳性，革兰染色不易着色，须延长染色时间，染色性不定，形态不规则。临床实验室可根据抗酸性、快速生长作出初步的鉴定。偶发分枝杆菌群、龟分枝杆菌和脓肿分枝杆菌常见，可占人类感染的80%。

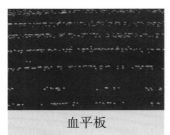 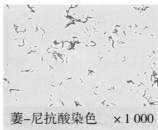 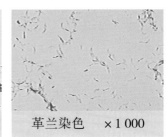

| 血平板 | 萋-尼抗酸染色　×1 000 | 革兰染色　×1 000 |

常见快速生长非结核分枝杆菌的特征

试验	偶发分枝杆菌	龟分枝杆菌	脓肿分枝杆菌脓肿亚种
硝酸盐还原	+	ND	−
68℃过氧化氢酶试验	+	+	ND
尿素酶	+	+	+
色素	无	无	无
独特的16SrRNA基因序列	有	有	有

注 +：阳性；−：阴性；ND：未测定。

临床意义 快速生长非结核分枝杆菌引起免疫低下者肺部感染、足趾破溃感染、术后伤口感染及血透析后感染。需综合患者临床表现、菌种的致病性、细菌的数量等进行分析、评估。

○——— **弱抗酸性细菌的鉴别试验** ———○

诺卡菌和马红球菌都是弱抗酸菌，二者的菌体形态、菌落特征有明显的直观区别：诺卡菌菌体以菌丝交织为主，菌落干燥、粗糙、坚硬、陷入琼脂；马红球菌菌体以杆菌、球杆菌为主，菌落湿润、光滑、产生橙红色素。

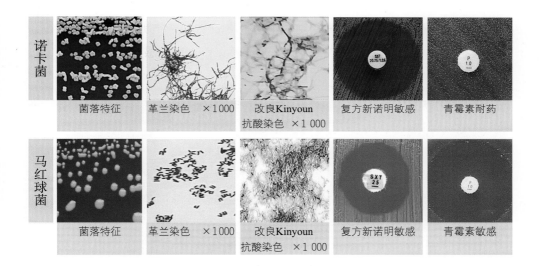

| 诺卡菌 | 菌落特征 | 革兰染色　×1000 | 改良Kinyoun
抗酸染色　×1 000 | 复方新诺明敏感 | 青霉素耐药 |
| 马红球菌 | 菌落特征 | 革兰染色　×1000 | 改良Kinyoun
抗酸染色　×1 000 | 复方新诺明敏感 | 青霉素敏感 |

○ **诺卡菌鉴定** ○

诺卡菌属（*Nocardia*）为需氧放线菌，对营养要求不高，但生长缓慢，35℃孵育24h难见菌落。在液体培养基上形成菌膜，固体培养基上的菌落干燥、颗粒状、坚固，可嵌入琼脂中，菌落表面可有粉状或绒毛状的气生菌丝，产生橙色、黄色等色素，有泥土味。革兰染色阳性，菌丝丰富、纤细、分枝，可见杆状，具有弱抗酸性。生化反应不活泼，用API Coryne条可以得到鉴定或者提示性结果。常规鉴定根据表现特征识别，正确鉴定到种困难，须借助分子生物学方法。常从肺部感染者痰标本中分离出来，复方新诺明是治疗的首选药物。

改良Kinyoun抗酸染色弱抗酸，着色不均一，在同一玻片上部分的菌体抗酸，部分的菌体不抗酸，需要仔细查找。陈旧培养物或者罗–琴培养基生长物抗酸性增强。

与红球菌属区别：临床分离的红球菌菌落表面光滑、湿润，边缘整齐，虽然也可产生菌丝，因快速断裂，涂片形态为杆菌或球形（菌体长短与培养时间有关），也具有弱抗酸性。

与放线菌区别：放线菌也产生菌丝，但抗酸染色阴性。

与其他革兰阳性杆菌区别：棒状杆菌、李斯特菌、红斑丹毒丝菌等无菌丝体，抗酸染色阴性。

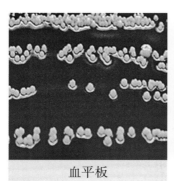
血平板

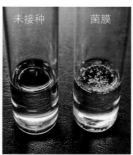
35℃孵育48～72h

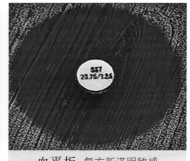
血平板–复方新诺明敏感

临床意义 诺卡菌在肺部感染常见，此外皮下软组织感染、慢性肉芽肿、骨髓炎、足菌肿、菌血症和脑脓肿都有报道，感染好发于免疫功能低下者。

○ 皮疽诺卡菌鉴定 ○

肘部病灶穿刺液直接涂片，革兰染色见阳性的纤细菌丝，萋–尼抗酸染色弱阳性；穿刺液接种血平板35℃孵育72h左右，菌落干燥、淡黄色、质地较坚硬。培养物抗酸染色弱阳性，尿素酶阳性，发酵葡萄糖，不分解酪蛋白、酪氨酸、黄嘌呤，不利用乳糖和木糖。

此菌经PCR、VITEK MS鉴定：皮疽诺卡菌（*Nocardia farcinica*）。

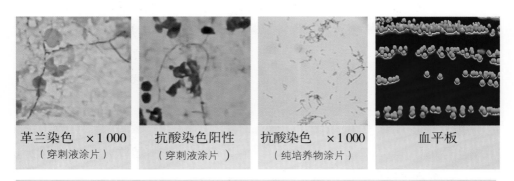

| 革兰染色 ×1 000 | 抗酸染色阳性 | 抗酸染色 ×1 000 | 血平板 |
| （穿刺液涂片） | （穿刺液涂片） | （纯培养物涂片） | |

病例：患者，女，59岁，因肺癌1年余而住院，同时发现左肘后下方有一个包块，质软，大小2.5cm×3cm，约1个月增大至9cm×12cm，局部热痛明显，活动受限。根据超声及CT检查考虑可能是炎症，遂行局部穿刺，抽出黄褐色液体，细菌培养提示诺卡菌，菌株经PCR、VITEK MS进一步鉴定。口服复方新诺明治疗，左肘部包块进行性缩小，局部无热痛，病灶吸收好转。

临床意义 皮疽诺卡菌常见于肺部感染，也有报道从脑脓肿、角膜炎等病例中检出。

马红球菌鉴定

血平板上35℃孵育24h，菌落约1mm，圆形、凸起、光滑、湿润，边缘整齐，不溶血。延长孵育时间，菌落明显变大，产橙红色素。革兰阳性球状、杆状，其形态与细菌所处生长阶段有关，幼龄培养物菌体长，陈旧培养物为球杆状。当色素不典型时，根据革兰染色形态可能将其作为类白喉杆菌。葡萄糖O/F：弱氧化，KIA-/-，不产气，不产硫化氢，无动力，过氧化氢酶阳性，生化反应不活泼，CAMP（金黄色葡萄球菌）试验阳性，菌体弱抗酸（改良Kinyoun染色）。此菌经API Coryne条鉴定。

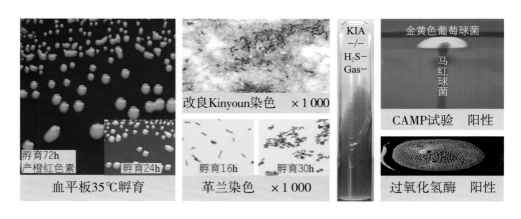

注 KIA-/-：乳糖阴性/葡萄糖阴性；H₂S-：不产硫化氢；Gas-：不产气。

临床意义 马红球菌引起免疫功能受损者的肺部感染和菌血症，而且多数是HIV感染者。

第三章
真菌的鉴定

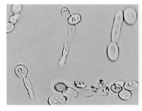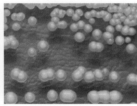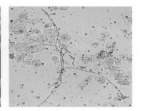

- 念珠菌属鉴定
- 隐球菌属鉴定
- 浅部真菌感染

一　念珠菌属鉴定

○　念珠菌在显色平板上的菌落鉴别　○

显色平板	白念珠菌	热带念珠菌	其他念珠菌
科玛嘉平板（CHROMagar）	绿色、翠绿色 菌落直径约2mm	蓝灰色、铁蓝色， 菌落直径约2mm	克柔念珠菌：粉红色、粗糙、扁平， 　　　　　　菌落直径4～5mm 光滑念珠菌：紫色，菌落直径约2mm
TTC-沙保罗平板	白色 菌落直径约2mm	紫红色 菌落直径约2mm	克柔念珠菌：粉红色、粗糙、扁平， 　　　　　　菌落大 其他念珠菌：菌落红色

注 35℃孵育48h，对于不显色或者显色不明显菌株要进一步鉴定；紫色、粉红色菌落不一定都是光滑念珠菌，需做进一步鉴定。TTC：氯化三苯基四氮唑，生长指示剂。

临床意义 白念珠菌是念珠菌病中最常见的病原菌，可导致免疫缺陷患者的真菌血症、肾盂肾炎、肺部感染以及心内膜炎；热带念珠菌在白血病或淋巴网状恶性疾病患者中，比白念珠菌的致病性更强；克柔念珠菌从真菌血症患者中检出，对氟康唑天然耐药；光滑念珠菌可导致严重感染，与心内膜炎、脑膜炎以及多发性、播散性疾病相关。

念珠菌在科玛嘉平板上的菌落特征

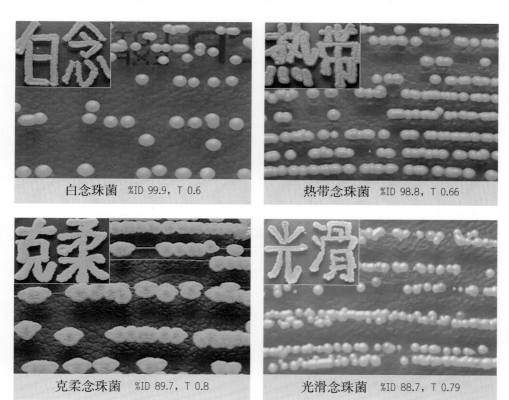

白念珠菌　%ID 99.9, T 0.6

热带念珠菌　%ID 98.8, T 0.66

克柔念珠菌　%ID 89.7, T 0.8

光滑念珠菌　%ID 88.7, T 0.79

注 35℃孵育48h，平板上的菌名用棉签蘸取该菌的培养物手写；念珠菌经 ATB 32C 鉴定。

念珠菌在 TTC- 沙保罗平板上的菌落特征

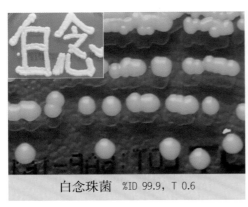

白念珠菌　　%ID 99.9, T 0.6

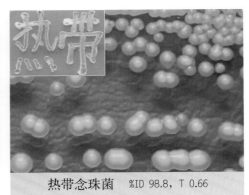

热带念珠菌　　%ID 98.8, T 0.66

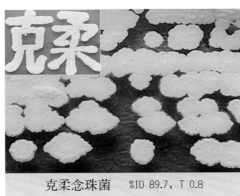

克柔念珠菌　　%ID 89.7, T 0.8

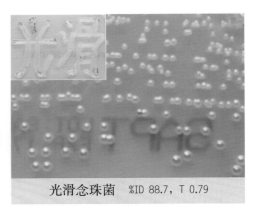

光滑念珠菌　　%ID 88.7, T 0.79

注 35℃孵育48h，平板上的菌名用棉签蘸取该菌的培养物手写；念珠菌经 ATB 32C
鉴定。

白念珠菌鉴定

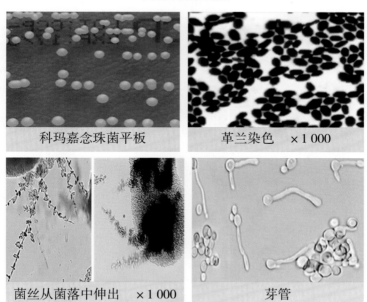

科玛嘉念珠菌平板　　　　革兰染色　×1 000

菌丝从菌落中伸出　×1 000　　　　芽管

热带念珠菌鉴定

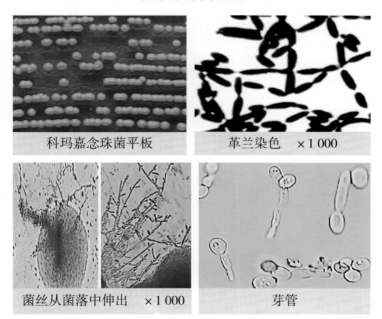

科玛嘉念珠菌平板　　　　革兰染色　×1 000

菌丝从菌落中伸出　×1 000　　　　芽管

───○ **克柔念珠菌鉴定** ○──────

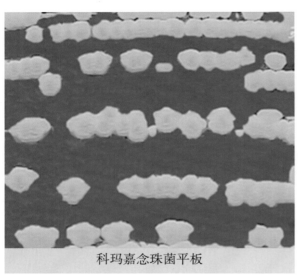

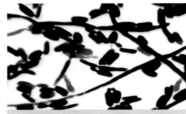

革兰染色　×1 000

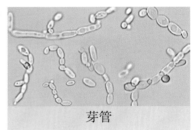

芽管

科玛嘉念珠菌平板

────○ **白念珠菌与热带念珠菌芽管区别** ○────

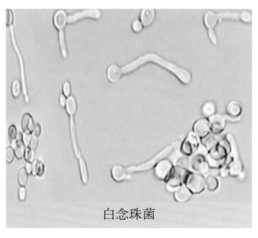

白念珠菌

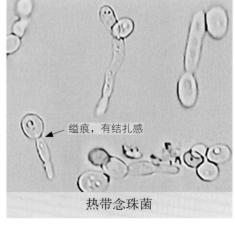

缢痕，有结扎感

热带念珠菌

念珠菌性阴道炎

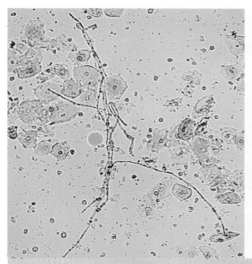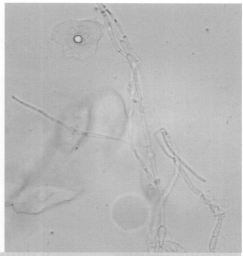

取阴道分泌物于载玻片上，滴加10%氢氧化钾溶液，镜检见到假菌丝。

（左图 ×100，右图 ×400）

念珠菌性食管炎

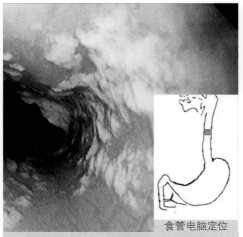

食管电脑定位

食管壁白色斑块为念珠菌感染病灶

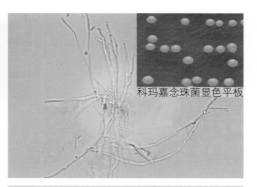

科玛嘉念珠菌显色平板

取食管壁白色斑块接种科玛嘉念珠菌显色平板，35℃孵育48h，绿色菌落为白念珠菌。同时将斑块于载玻片上，滴加10%氢氧化钾溶液，镜检见到假菌丝（×400）。

二 | 隐球菌属鉴定

─────○ **新型隐球菌鉴定** ○─────

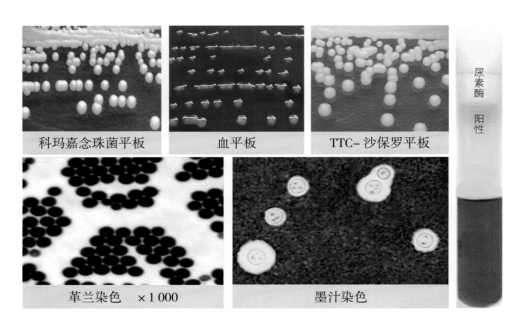

| 科玛嘉念珠菌平板 | 血平板 | TTC-沙保罗平板 | 尿素酶 阳性 |

| 革兰染色　×1 000 | 墨汁染色 |

注 35℃孵育48～72h，TTC—沙保罗平板生长良好，科玛嘉念珠菌平板菌落稍小，血平板菌落小。菌落圆形，表面光滑，边缘整齐，湿润。革兰染色阳性、菌体圆。墨汁染色孢子周围有透亮的荚膜，孢子和荚膜的界限及荚膜的外缘清晰，尿素酶阳性。此菌经ATB 32C鉴定。

临床意义 新型隐球菌可引起中枢神经系统的感染，一般认为经呼吸道进入体内，最常见导致脑膜炎。可引起免疫功能低下者，如AIDS、恶性肿瘤、糖尿病、器官移植及大量使用糖皮质激素者的感染。

三 浅部真菌感染

腿部体癣

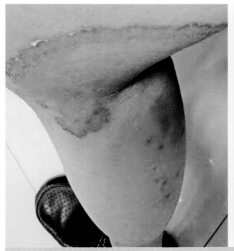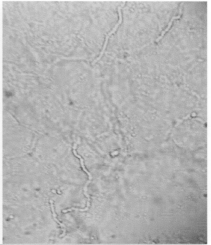

取皮损处皮屑于载玻片上，滴加15%氢氧化钾溶液，镜检。×400

手癣

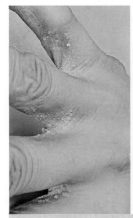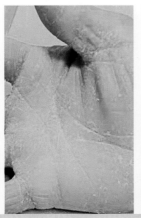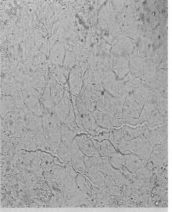

取皮损处皮屑于载玻片上，滴加15%氢氧化钾溶液，镜检。×400

○ 背部花斑癣 ○

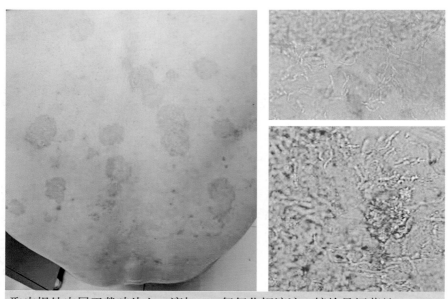

取皮损处皮屑于载玻片上，滴加15%氢氧化钾溶液，镜检见短菌丝。×400

○ 甲癣 ○

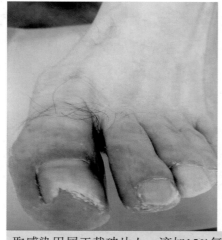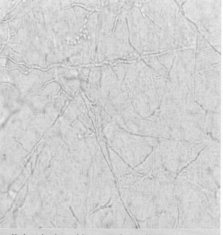

取感染甲屑于载玻片上，滴加15%氢氧化钾溶液，镜下见大量菌丝。×400

第四章
细菌的特殊耐药性检测

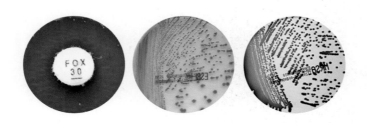

包括：头孢西丁敏感性试验检测葡萄球菌的苯唑西林耐药性、伪中间葡萄球菌和施氏葡萄球菌苯唑西林耐药性检测、葡萄球菌在MRSA显色平板上的菌落特征、诱导克林霉素耐药试验、葡萄球菌β-内酰胺酶的检测、超广谱β-内酰胺酶（ESBLs）检测-确证试验、产超广谱β-内酰胺酶菌株在ESBLs显色平板上的菌落特征、碳青霉烯酶表型检测。

头孢西丁敏感性试验检测葡萄球菌的苯唑西林耐药性

适合检测的葡萄球菌	抑菌圈（30μg/片）直径（mm）折点		MIC折点（μg/ml）	
	mecA阳性	mecA阴性	mecA阴性	mecA阳性
金黄色葡萄球菌 里昂葡萄球菌	≤21	≥22	≤4	≥8
其他葡萄球菌（不包括伪中间葡萄球菌和施氏葡萄球菌）	≤24	≥25	—	—

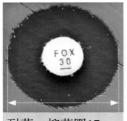

耐药：抑菌圈17mm

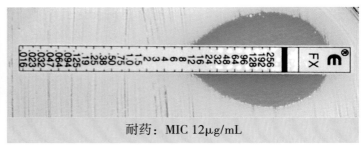

耐药：MIC 12μg/mL

CLSI（美国临床实验室标准化委员会）使用头孢西丁（30μg/片，FOX）替代苯唑西林纸片扩散法检测金黄色葡萄球菌与里昂葡萄球菌以及其他葡萄球菌（不包括伪中间葡萄球菌和施氏葡萄球菌）的苯唑西林耐药性。

纸片扩散法：取肉汤或生理盐水制备0.5麦氏标准的菌悬液涂布MH平板，贴放药物纸片，33～35℃空气环境，金黄色葡萄球菌与里昂葡萄球菌孵育16～18h，其他凝固酶阴性葡萄球菌孵育24h（假如18h后即表现耐药也可以报告为mecA介导的苯唑西林耐药）判读结果。温度高于35℃可能检测不出MRS。

苯唑西林耐药，应报告β–内酰胺类药物（除抗MRS活性的药物外）耐药或者不报告。

伪中间葡萄球菌和施氏葡萄球菌苯唑西林耐药性检测

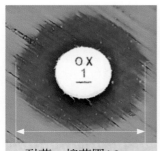

耐药：抑菌圈16mm

抑菌圈（1μg/片）直径（mm）折点		MIC折点（μg/mL）	
mecA阳性	mecA阴性	mecA阴性	mecA阳性
≤17	≥18	≤0.25	≥0.5

CLSI 推荐苯唑西林检测这两种葡萄球菌的耐药性，而不用头孢西丁纸片扩散法或者MIC法检测，因为其结果都不可靠。

纸片扩散法：取肉汤或生理盐水制备0.5麦氏标准的菌悬液涂布MH平板，贴放药物纸片，33～35℃空气环境下放置，16～18h后判读结果，温度高于35℃可能检测不出MRS。

苯唑西林耐药，应报告β–内酰胺类药物（除抗MRS活性的药物外）耐药或者不报告。

葡萄球菌在 MRSA 显色平板上的菌落特征

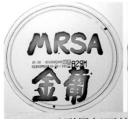
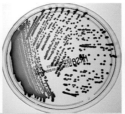

MRSA（耐甲氧西林金黄色葡萄球菌）
纯培养物

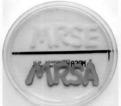
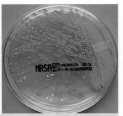

MRSA与MRSE（耐甲氧西林表皮葡萄球菌）混合生长

注 平板上的菌名用棉签蘸取该菌的培养物手写，经35℃有氧孵育 24～48h 显示色素特征（显色平板为法国生物梅里埃公司生产）。

诱导克林霉素耐药试验

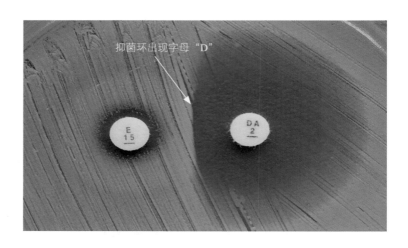

抑菌环出现字母 "D"

　　所有葡萄球菌、肺炎链球菌和β溶血链球菌，当红霉素耐药，克林霉素中介或敏感时，需要进行克林霉素诱导耐药试验。

　　在靠近红霉素（E，15μg/片）纸片一侧的克林霉素（DA，2μg/片）纸片抑菌环出现"截平"，形如字母"D"，应报告克林霉素耐药。

　　采用标准纸片扩散法，33～37℃下，葡萄球菌（两种纸片相距15～26mm）空气环境孵育16～18h，链球菌（两种纸片相距12mm）5%CO_2环境孵育20～24h。

○ **葡萄球菌 β－内酰胺酶的检测** ○

金黄色葡萄球菌和凝固酶阴性葡萄球菌，当青霉素抑菌圈≥29mm或MICs≤0.12μg/mL时，应检测细菌的β－内酰胺酶。β－内酰胺酶阳性的葡萄球菌对青霉素、氨基青霉素、羧基青霉素和脲基青霉素耐药。

试验方法有两种：青霉素（P，10U/片）纸片抑菌环边缘试验和头孢硝基噻吩纸片法。

1）青霉素（P，10U/片）纸片抑菌环边缘试验（金黄色葡萄球菌） 标准的纸片扩散法试验。

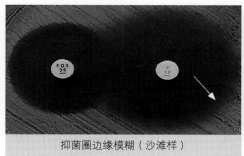

抑菌圈边缘模糊（沙滩样）
表示：不产β-内酰胺酶

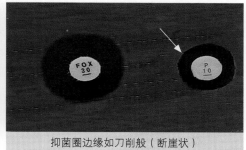

抑菌圈边缘如刀削般（断崖状）
表示：产β-内酰胺酶

2）头孢硝基噻吩纸片法（凝固酶阴性葡萄球菌） 采用16～18h孵育的MH平板或血平板上青霉素或头孢西丁纸片抑菌圈边缘的细菌试验。此方法也可用于金黄色葡萄球菌，但是对阴性结果，应做青霉素抑菌环边缘试验予以确认（结果更敏感）。

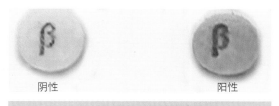

阴性　　　　　　　　　阳性

头孢硝基噻吩试验
由黄色变红色或粉红色为β-内酰胺酶阳性。
头孢硝基噻吩试验时间不超过1h或按照生产商的使用说明。

────○ 超广谱β–内酰胺酶（ESBLs）检测–确证试验 ○────

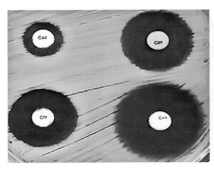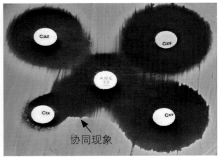

协同现象

头孢他啶（Caz）与头孢噻肟（Ctx）两种药物中，有任何一种在加克拉维酸（头孢他啶–克拉维酸，Czv；头孢噻肟–克拉维酸，Cxv）后，抑菌圈与不加克拉维酸的抑菌圈相比≥5mm（例如：Caz 15mm，Czv 21mm），判定为产ESBLs。右图中的AMC纸片是阿莫西林–克拉维酸，用于观察"协同现象"，出现抑菌圈扩大或"匙扣"，提示产ESBLs。

方法：用肉汤或生理盐水制备0.5麦氏标准的菌悬液，涂布MH平板，按标准纸片扩散法，33～37℃空气环境下放置，16～18h。

此试验用于肺炎克雷伯菌、产酸克雷伯菌、大肠埃希菌和奇异变形杆菌的ESBLs检测。

────○ 产超广谱β–内酰胺酶菌株在ESBLs 显色平板上的菌落特征 ○────

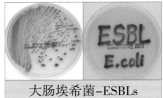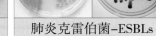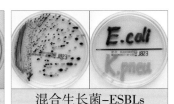

| 大肠埃希菌–ESBLs | 肺炎克雷伯菌–ESBLs | 混合生长菌–ESBLs |

注 平板上的菌名用棉签蘸取该菌的培养物手写，经35℃有氧孵育24～48h显示色素特征（平板为法国生物梅里埃公司生产）。

◦ 碳青霉烯酶表型检测 ◦

碳青霉烯酶包括A类丝氨酸酶（KPC酶）、B类金属酶和D类丝氨酸酶（OXA–48酶）。出于感控目的，当肠杆菌科细菌对碳青霉烯类药物的敏感性下降时（耐碳青霉烯酶肠杆菌科细菌，CRE），最好进行表型试验分析确认产酶与否及产酶类型，从而帮助临床治疗选药，如产丝氨酸酶，可提供给临床酶抑制剂复合制剂的MIC报告；如产金属酶，可联合氨曲南治疗。

试验	MHT	CarbaNP	mCIM	（mCIM）+eCIM
方法	厄他培南或美罗培南，有无增强生长	微量管比色法评估亚胺培南的水解	评估美罗培南的水解	评估EDTA对碳青霉烯酶的抑制
适用菌株	肠杆菌科	肠杆菌科、铜绿假单胞菌	肠杆菌科、铜绿假单胞菌	肠杆菌科
局限性	1. B类金属酶检测效果差，易出现假阴性 2. 产ESBL或AmpC酶合并孔蛋白缺失时易出现假阳性	D类OXA酶检测效果差，易出现无效结果	过夜孵育	1. 只能检测金属酶 2. 过夜孵育

从2017年开始，CLSI不再推荐使用改良Hodge试验（MHT）检测碳青霉烯酶，因为它没有其他碳青霉烯酶表型试验可靠。目前，CLSI认为mCIM是可靠的检测碳青霉烯酶的方法，eCIM必须与mCIM一起进行，用于区分丝氨酸酶和金属酶。

第五章

部分鉴定试验及质量控制

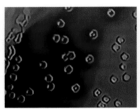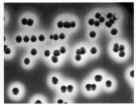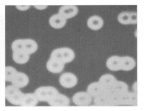

本章试验用国产试剂和培养基能够得到可靠的试验结果，质量控制菌株来自国家卫生健康委临床检验中心质评菌株和ATCC菌株。

一 部分鉴定试验

◇ 氧化酶试验 ◇

原理：细菌的氧化酶氧化细胞色素C，后者使对苯二胺氧化产生颜色反应。

试剂：1）1%二甲基对苯二胺盐酸盐（DPD试剂）水溶液。

　　　2）1%四甲基对苯二胺盐酸盐（TPD试剂）水溶液。

方法：用白色滤纸条（杭州新华滤纸）沾取18～24h 5%羊血琼脂平板生长物，放入无菌平皿中，滴加氧化酶液体试剂1～2滴，在白色背景下DPD试剂观察2min，阳性细菌30s出现典型的反应；TPD试剂敏感，观察时间20s，阳性细菌多数5s内出现典型的反应。

结果：

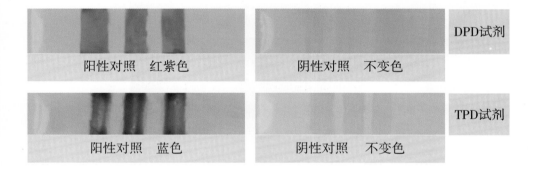

阳性对照　红紫色	阴性对照　不变色

DPD试剂

阳性对照　蓝色	阴性对照　不变色

TPD试剂

质量控制：阳性对照菌——铜绿假单胞菌　ATCC27853

　　　　　阴性对照菌——大肠埃希菌　ATCC25922

过氧化氢酶（触酶）试验

原理：具有过氧化氢酶的细菌，水解过氧化氢为水和氧气，产生气泡。

试剂：1）法国生物梅里埃公司生产的彩色触酶试剂中含有指示剂（蓝色）和气
　　　泡保护剂，气泡持续时间长、减少气溶胶。

　　　2）3%过氧化氢水溶液（30%过氧化氢与去离子水1∶10稀释，自配）。

方法：取平板培养基上的菌落涂在洁净的玻片上，滴加试剂，快速产生大量气
　　　泡为阳性，无气泡或者迟缓产生少量气泡为阴性。避免刮起血琼脂产生
　　　假阳性。

结果：

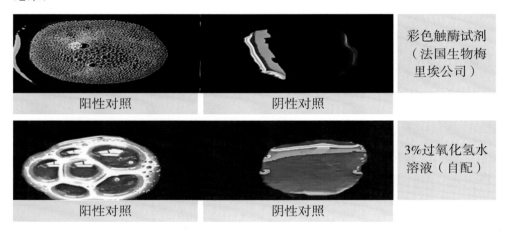

| 阳性对照 | 阴性对照 | 彩色触酶试剂（法国生物梅里埃公司） |
| 阳性对照 | 阴性对照 | 3%过氧化氢水溶液（自配） |

质量控制：阳性对照菌——金黄色葡萄球菌 ATCC 25923

　　　　　阴性对照菌——粪肠球菌 ATCC 29212

○ 葡萄糖氧化 / 发酵（O/F）试验 ○

原理：细菌分解葡萄糖产酸，培养基由蓝绿色变黄色（溴麝香草酚蓝指示剂）。

培养基：Hugh-Leifson 氧化/发酵（O/F）培养基。

方法：接种血平板上的18～24h细菌生长物，35℃孵育24～72h。

结果：液体石蜡封闭管和未封闭管同时变黄色为葡萄糖发酵型；仅未封闭管变黄色为葡萄糖氧化型；封闭管和未封闭管均不变黄色为葡萄糖不利用；未封闭管细菌生长区域的培养基颜色变深为产碱型，如粪产碱杆菌。

质量控制：发酵型对照菌——大肠埃希菌　ATCC25922

氧化型对照菌——铜绿假单胞菌　ATCC27853

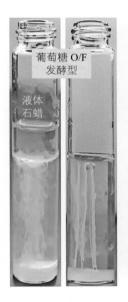
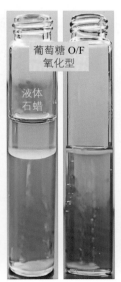
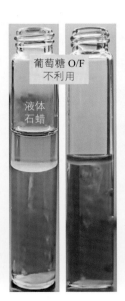
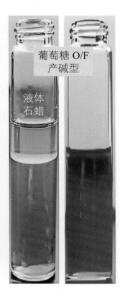

───────○ **丁酸酯酶试验** ○───────

原理：丁酸酯酶水解吲哚酚丁酸盐释放吲哚酚，后者自发地氧化成蓝绿色。

试剂：吲哚酚丁酸盐纸片（Remel公司产品）。

方法：用丁酸酯酶纸片刮取血平板上的18～24h细菌生长物（要求是革兰阴性双球菌，氧化酶阳性；若在已刮取细菌的纸片上再加一滴去离子水，着色均匀），观察2min。

结果：纸片变成蓝绿色为阳性，无明显变色为阴性。

质量控制：阳性对照菌——卡他莫拉菌　ATCC25238

　　　　　阴性对照菌——淋病奈瑟菌　ATCC49226

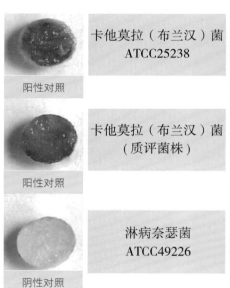

卡他莫拉（布兰汉）菌
ATCC25238
阳性对照

卡他莫拉（布兰汉）菌
（质评菌株）
阳性对照

淋病奈瑟菌
ATCC49226
阴性对照

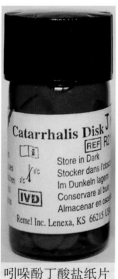

吲哚酚丁酸盐纸片

○—— **MUG 试验** ——○

原理：β–葡萄糖醛酸糖苷酶水解4–甲基伞形酮–β–D葡萄糖苷酸（MUG），
产生的4–甲基伞形酮在长波紫外线下显蓝色的荧光（暗背景）。该酶还
可以水解对硝基–吡喃葡萄糖苷，释放对硝基苯产生黄色反应。

试剂：MUG试验管。

方法：将新鲜细菌接种MUG试验管，经35℃孵育≥4h（延长时间结果更佳）。

结果：在波长365nm光下观察（暗环境），产生蓝色、绿色荧光为阳性；无荧
光为阴性。

质量控制：阳性对照菌–大肠埃希菌 ATCC25922

阴性对照菌–大肠埃希菌 O157：H7 （ATCC 43888）

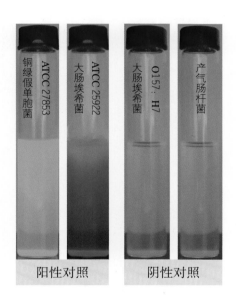

○ 脱氧核糖核酸酶试验 ○

原理：脱氧核糖核酸酶（DNase）水解长链脱氧核糖核酸，生成寡核苷酸链，
后者溶于盐酸，因此在阳性菌生长物周围形成透明区。

培养基及试剂：0.2％ DNA琼脂平板以及1mol/L盐酸水溶液。

方法：在0.2％ DNA琼脂平板上接种试验菌株，空气环境下35℃孵育24h（延
长孵育时间更典型）；在生长物上覆盖1mol/L盐酸溶液。

结果：生长物周围出现透明区为DNase阳性，否则为阴性。

质量控制：阳性对照菌——金黄色葡萄球菌 ATCC25923
阴性对照菌——表皮葡萄球菌（质评菌株）

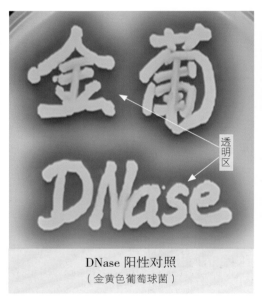

透明区

DNase 阳性对照
（金黄色葡萄球菌）

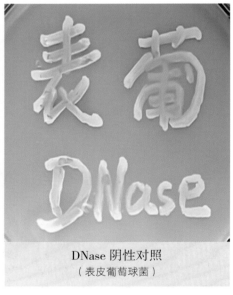

DNase 阴性对照
（表皮葡萄球菌）

○────── 葡萄球菌血浆凝固酶和凝集因子试验 ──────○

原理：血浆凝固酶使血浆中的纤维蛋白原变成纤维蛋白凝块。

试剂：兔血浆及去离子水。

方法：1）凝固酶试验　取葡萄球菌的血平板18～24h生长物在试管中用兔血浆
制成浓厚的菌悬液，放35℃水浴4h，凝固为阳性；若不凝固，继续
水浴至24h，仍不凝固或有絮状物为阴性。

2）凝集因子试验　取1滴去离子水于洁净的卡片或者玻片上，用接种环
挑取待检菌与其混匀成浓厚的菌悬液无自凝，加一环兔血浆混合，在
10s内凝集为阳性，不凝集或有絮状物为阴性。

结果：

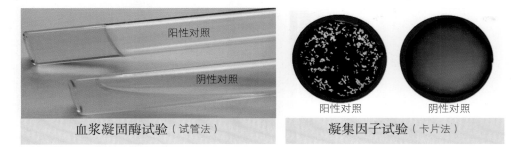

血浆凝固酶试验（试管法）　　　　　　凝集因子试验（卡片法）

质量控制：阳性对照菌——金黄色葡萄球菌　ATCC25923
阴性对照菌——表皮葡萄球菌（质评菌株）

注 凝集因子试验快速，但10%～15%的金黄色葡萄球菌为假阴性，需要用试管法凝
固酶试验验证。

○ **各种溶血现象** ○

溶血现象包括：α 溶血（草绿色溶血、不完全溶血）、β 溶血（完全溶血）。

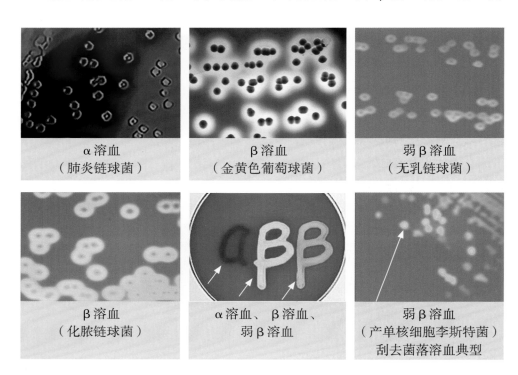

α 溶血 （肺炎链球菌）	β 溶血 （金黄色葡萄球菌）	弱 β 溶血 （无乳链球菌）
β 溶血 （化脓链球菌）	α 溶血、β 溶血、 弱 β 溶血	弱 β 溶血 （产单核细胞李斯特菌） 刮去菌落溶血典型

注 细菌划线接种血平板，35℃有氧孵育18～24h。

○ **CAMP 试验** ○

原理：无乳链球菌产生增强溶血性的CAMP因子，在靠近金黄色葡萄球菌处出现溶血增强区。

材料：金黄色葡萄球菌（ATCC 25923）及无乳链球菌（质评菌株）、粪肠球菌（ATCC 29212）与哥伦比亚血平板。

方法：在血平板上划线接种金黄色葡萄球菌，与其相隔3mm处垂直划线接种试验菌，35℃有氧孵育过夜观察。

结果：在金黄色葡萄球菌的β–溶血素与无乳链球菌的CAMP因子扩散区域出现矢状增强溶血区为阳性。

质量控制：阳性对照菌——无乳链球菌（质评菌株）

阴性对照菌——粪肠球菌 ATCC 29212

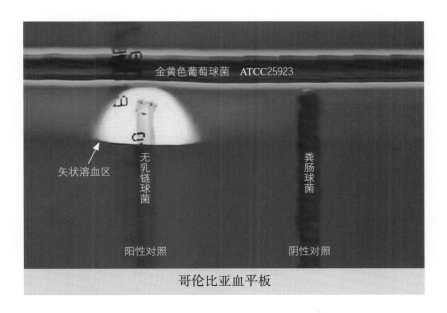

○ **细菌的动力试验** ○

原理：有动力的细菌在半固体中沿穿刺线向周围扩散生长，无动力的细菌仅在穿刺线生长。培养基中加入的TTC（氯化三苯基四氮唑）显示细菌（紫红色）的生长。

培养基：TTC半固体培养管。

方法：取细菌血平板新鲜生长物穿刺接种培养基，在合适的温度中孵育18～24h。

结果：细菌沿穿刺线扩散生长为阳性，否则为阴性。

质量控制：阳性对照菌——奇异变形杆菌（质评菌株）

阴性对照菌——福氏志贺菌（质评菌株）

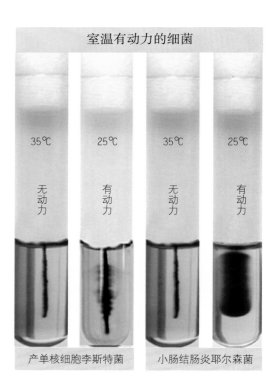

不同细菌的动力特征			室温有动力的细菌			
福氏志贺菌	奇异变形杆菌	铜绿假单胞菌	35℃	25℃	35℃	25℃
无动力	有动力	有动力	无动力	有动力	无动力	有动力
非发酵菌在半固体中生长不良，动力弱			产单核细胞李斯特菌		小肠结肠炎耶尔森菌	

马尿酸盐试验

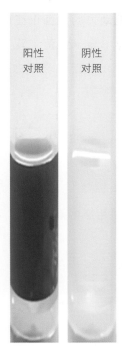

阳性
对照

阴性
对照

原理：B群链球菌水解马尿酸钠生成苯甲酸和甘氨酸，甘氨酸与茚三酮反应变成深蓝色。99％的B群链球菌可水解马尿酸钠，而其他群的β–溶血性链球菌不水解。

试剂1：1％马尿酸钠水溶液（W/V），按每管0.4mL的量分装在有盖试管中，–20℃冷冻保存，使用时解冻。

试剂2：取50mL丙酮和50mL 1–丁醇在深色玻璃瓶中混合，加入3.5g茚三酮混匀，室温下或4～6℃冰箱保存（注意：易燃物）。

方法：用接种环取血平板新鲜待检菌转移至试剂1中混匀，接种量要大（不要挑取琼脂，蛋白质的存在引起弱阳性反应)，37℃孵育2h，再加入0.2mL的试剂2。

结果：阳性——深蓝色，阴性——无色。

质量控制：阳性对照菌——无乳链球菌（质评菌株）

阴性对照菌——化脓链球菌（质评菌株）

○ 肺炎链球菌乳胶凝集试验 ○

原理：乳胶试剂能与肺炎链球菌发生特异性凝集。

试剂：ImmuLex™肺炎链球菌乳胶血清试剂。

方法：1）阳性血培养的细菌悬液或纯培养物细菌悬液（用10μL接种环取血平板菌落悬浮于200μL pH7.4的磷酸盐缓冲液，煮沸5min，离心1min，上清液备用）。

2）将乳胶血清试剂复温至室温并混合均匀。

3）将1滴（约10μL）乳胶血清试剂置于反应卡的圆圈中。

4）将1滴（约10μL）细菌悬液置于乳胶试剂旁。

5）用混合棒将两滴液体在圆圈区域内混匀，每个试验使用新的混合棒，快速混匀是得到正确结果的关键。

6）不要同时进行3个以上的试验。

结果：在5s内观察凝集反应，超过10s出现的凝集均为假阳性（交叉反应）。

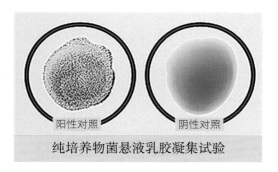

纯培养物菌悬液乳胶凝集试验

质量控制：阳性对照菌——肺炎链球菌　ATCC 49619

阴性对照菌——化脓链球菌（质评菌株）

试剂质控：同时进行试剂质控，用10μL的磷酸盐缓冲液与10μL的乳胶试剂混匀无凝集。

不同菌株在克氏双糖铁（KIA）上的生化特征

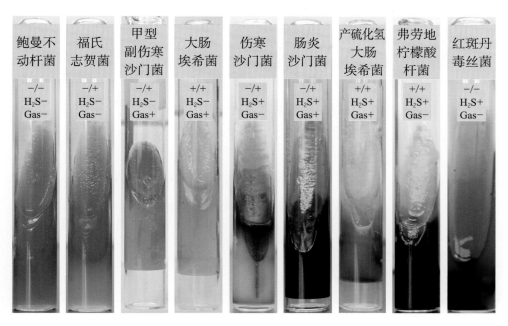

鲍曼不动杆菌	福氏志贺菌	甲型副伤寒沙门菌	大肠埃希菌	伤寒沙门菌	肠炎沙门菌	产硫化氢大肠埃希菌	弗劳地柠檬酸杆菌	红斑丹毒丝菌
$-/-$ H$_2$S$-$ Gas$-$	$-/+$ H$_2$S$-$ Gas$-$	$-/+$ H$_2$S$-$ Gas$+$	$+/+$ H$_2$S$-$ Gas$+$	$-/+$ H$_2$S$+$ Gas$-$	$-/+$ H$_2$S$+$ Gas$+$	$+/+$ H$_2$S$+$ Gas$+$	$+/+$ H$_2$S$+$ Gas$-$	$-/-$ H$_2$S$+$ Gas$-$

注 35℃孵育18～24h；H$_2$S＋：产硫化氢；Gas＋：发酵糖产气；—/—（斜面红色/高层红色）：无糖发酵；—/＋（斜面红色/高层变黄）：葡萄糖发酵；＋/＋（斜面变黄/高层变黄）：乳糖发酵/葡萄糖发酵。大量产生硫化氢的菌株，影响高层葡萄糖发酵结果的观察。

厌氧菌培养－厌氧袋与厌氧盒法

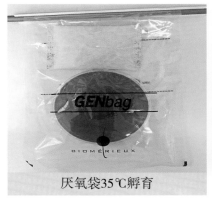

厌氧袋35℃孵育

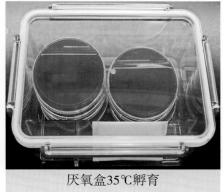

厌氧盒35℃孵育

二 │ 质量控制

（1）试剂和培养基的质量控制

1）各种染色液根据要求用不同的标准菌株做质控。

2）自制或商品生化试验培养基以及附加试剂根据要求用不同的标准菌株做质控，检测是否达到预期的结果，试验的错误必然导致错误结果。

（2）各种诊断血清的质量控制

各种诊断血清根据要求用不同的标准菌株做质控，至少常见血清型要做检测，掌握诊断血清的敏感性和特异性，对于可疑结果应该用另一品牌的血清复核。

（3）仪器的质量控制

自动化仪器，不同品牌间性能有差异，对于少见菌或可疑的菌株，需要补充试验完成鉴定，根据要求用不同的标准菌株做质控。

（4）定量移液器、比浊仪需定期校准

参 考 文 献

［1］美国临床实验室标准化委员会. CLSI文件 M35-A2. 细菌与真菌的简略鉴定执行指南：第2版[J]. 中华检验医学杂志，2010，1-51.

［2］尚红，王毓三，申子瑜. 全国临床检验操作规程[M]. 4版. 北京：人民卫生出版社，2015.

［3］JAMES H. JORGENSEN，MICHAEL A. PFALLER. 临床微生物学手册[M]. 王辉，马筱玲，钱渊，译. 11版. 北京：中华医学电子音像出版社，2017.

［4］王建中. 临床检验诊断学图谱[M]. 北京：人民卫生出版社，2012.

［5］倪语星，尚红. 临床微生物学检验[M]. 5版. 北京：人民卫生出版社，2015.

［6］刘运德，楼永良. 临床微生物学检验技术[M]. 北京：人民卫生出版社，2015.

［7］蔡文城，蔡岳延. 实用临床微生物诊断学[M]. 10版. 台北：九州图书文物有限公司，2012.

［8］娄永新，王金良. 实用临床细菌学检验与进展[M]. 天津：天津科技翻译出版有限公司，1993.

［9］CLSI. Performance Standards for Antimicrobial Susceptibility Testing. M100-S29[S]. Wayne：CLSI，2019.